新型军事医学人才培养创新教材

# 生理学实验指导

Guidance of Physiological Experiment

## 第2版

主　　编　裴建明

副主编　李　娟　张淑苗　张富洋　樊　荣

编　　者　（按姓氏笔画排序）

马　恒　王一石　冯　娜　付　锋

刘亚莉　刘银姬　李　娟　李　军

张淑苗　张富洋　周京军　杨　璐

郭海涛　顾晓明　贾　敏　殷　玥

裴建明　樊　荣

第四军医大学出版社·西安

图书在版编目（CIP）数据

生理学实验指导 / 裴建明主编 . —2 版 . —西安：
第四军医大学出版社，2023.3（2024.7 重印）
ISBN 978 - 7 - 5662 - 0966 - 5

Ⅰ.①生… Ⅱ.①裴… Ⅲ.①人体生理学-实验-医
学院校-教学参考资料 Ⅳ.①R33 - 33

中国国家版本馆 CIP 数据核字（2023）第 035246 号

SHENGLIXUE SHIYAN ZHIDAO

# 生理学实验指导

出版人：朱德强　　责任编辑：汪　英　张志成

出版发行：第四军医大学出版社
　　　　　地址：西安市长乐西路 169 号　邮编：710032
　　　　　电话：029 - 84776765　　　　传真：029 - 84776764
　　　　　网址：https：//www. fmmu. edu. cn/press/

制版：西安聚创图文设计有限责任公司
印刷：陕西中财印务有限公司
版次：2007 年 11 月第 1 版
　　　2023 年 3 月第 2 版　　2024 年 7 月第 2 版第 2 次印刷
开本：787×1092　1/16　　印张：7　　字数：70 千字
书号：ISBN 978 - 7 - 5662 - 0966 - 5
定价：29.00 元

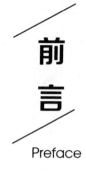

# 前言

## Preface

　　生理学是研究生物机体功能的理论性科学,同时又是一门实验性科学。生理学实验是生理学教学的主要内容之一。近年来,生理学从理论到实验都有了较大的更新和发展,特别是实验结果的获得和处理已完全采用计算机控制的生物信号采集与处理系统,使实验教学进入了数字化的新阶段,大大提高了生理学实验的成功率和实验教学质量。本教材主要根据教育部高教司全国普通高等教育临床医学专业主要课程基本要求,结合近年来生理学实验的新发展进行编写。同时,为了促进教育国际化和培养既掌握专业知识又懂得专业外语的高素质人才,书中部分内容以双语形式呈现,以不断提升生理学双语教学的水平和质量。

　　本教材包括绪论、实验内容和附录。绪论部分介绍了生理学实验的目的和要求、实验结果的记录和处理、实验报告的书写等;实验部分介绍了近年来国内各医学院校开设较多的生理学实验项目,介绍项目的实验目的、原理、步骤、观察项目和注意事项等;附录部分主要介绍了部分生理学实验方法、生理学实验有关的技术和生理学实验常用术语等。本教材可供医学院校四、五、七、八年制各专业使用。

　　本书的编写,无论从形式还是内容上来说都是一种新的尝试,但由于时间仓促,书中难免会有不妥或疏漏之处。希望各位读者提出宝贵意见,以利本书的不断改进。

**裴建明**

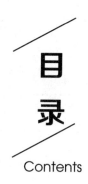

# 目 录

Contents

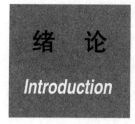

# 绪 论
## *Introduction*

　　生理学既是一门研究生物机体功能的理论性科学,又是一门实验性科学。科学实验创立和发展了生理学理论,不仅是研究生理学的基本方法,也是生理学教学的重要组成部分。因此,要想真正掌握生理学理论知识,必须同时重视理论课与实验课的学习,两者相辅相成,不可分割。

## 一、实验课的目的和要求

　　通过生理学实验课的学习,使学生初步掌握生理学实验的基本操作技术,了解获得生理学知识的科学方法,验证和巩固生理学的基本理论,从而为后续课程的学习和未来的工作打下良好的基础;在实验过程中,逐步提高学生客观地对事物进行观察、比较、分析和综合运用的能力,以及独立思考、解决实际问题的工作能力,培养学生对科学工作的"三严"精神,即严肃的科学态度、严密的工作方法、严谨的工作作风和团结协作精神。总之,生理学实验课的学习是造就高素质、高层次、综合性医学人才的必要环节。为达到实验课的教学目的,学生在生理学实验的学习中,应努力达到以下要求。

### (一) 实验前

　　1. 认真阅读实验指导,充分了解本次实验的目的、要求、步骤、操作程序及注意事项。

　　2. 结合实验内容,复习有关理论,预测各实验项目应得的结果,并应用相关的理论解释之。

　　3. 预估实验过程中可能发生的误差。

### (二) 实验中

　　1. 认真听取实验指导教师的讲解和观看示教操作,特别注意教师强调指出的实验操作步骤和注意事项。

　　2. 实验过程中要严格按照实验步骤循序操作,不得随意变动实验步骤,不得进行与实验无关的活动。在以人体为对象的实验中,要特别注意人身安全。爱护实验动物和器材,并节约实验药品和材料。实验器材的放置要整齐有序。

3.注意力要高度集中,仔细、耐心、敏锐地观察实验中出现的现象,如实记录实验结果并联系理论进行思考,如:发生了什么现象? 为什么? 其作用机制及生理意义如何?

4.在进行哺乳类动物实验时,因操作复杂、项目多,应由组长对组内成员进行合理而明确的分工,使各位学生既各尽其责,又相互配合,以保证按时圆满完成实验任务。另外,在不同的实验中,实验小组成员应轮流承担实验操作和项目,力求每个人的学习机会均等。

5.实验中如遇到疑难问题或故障,先设法自行解决,如有困难,再请指导教师帮助解决。

6.贵重仪器在熟悉仪器性能及操作方法之前,勿轻易动用。

**(三) 实验后**

1.将实验仪器整理就绪,所用器械洗净擦干。如有损坏或缺失应及时报告指导教师,登记并按规定予以赔偿。临时借用的实验器械或物品,实验完毕后立即归还。

2.在教师指导下,妥善处理动物、标本和实验废弃物,自觉清洁实验室卫生。

3.整理实验记录,书写实验报告,按时交给指导教师评阅。

## 二、实验结果的记录和处理

### (一)实验结果的记录

实验记录是实验结果的客观反映,也是分析实验结果的依据。实验时要仔细观察,及时记录,做到客观、完整、具体、清楚,如刺激的种类、时间、强度,药品的名称、剂量和给药时间,动物或标本对刺激发生反应的表现、特征、强度及持续时间等。特别需要指出的是,在实验中每次刺激或给药前,均应有对照组,以便与刺激或给药后的变化相比较。实验时要有耐心,要等前一项实验基本恢复正常后才可进行下一项实验。

对于一些不能使用仪器记录结果的实验,如微循环的观察、兔大脑皮质功能定位等实验,其结果的记录要真实、具体、形象。

### (二)实验结果的处理

实验中为研究某生理现象变化的规律及特征,需用科学的方法将所观察记录到的结果转变成可测量的资料,因此,需要对实验结果进行整理和分析。首先,要对实验结果的本质进行定性。例如,对引导的电位,要肯定其是伪迹还是动作电位,其方向是正还是负等。凡属定量资料,如高低、长短、快慢、大小等,均应以国际单位制单位和数值表达,并根据需要进行统计学处理。有些结果可绘制成统计表或图形表示。再者,如实验结果呈现出随时间变化的特点,则应考虑其速度、周期和频率。另外,还要考虑这种结果是在机体哪个部位产生的,它的空间范围、形态大小和分布等情况,以确定现象和结构的关系。

一般凡是有曲线记录的实验,尽量用原始曲线反映实验结果。在曲线上应标注度量单位、刺激和时间记号等。

## 三、实验报告的书写

实验报告是对实验的全面总结。通过书写实验报告,有助于学生掌握书写科学论文的基本格式及绘图制表的方法,为以后撰写科学论文等打下良好的基础;通过对实验资料的全面总结,将进一步提高学生分析、综合、概括问题的能力;通过复习有关理论内容或查阅资料,对实验结果作出正确的分析和解释,有利于培养学生理论联系实际的能力。因此,每次实验结束后,完成实验报告是非常必要的。

### (一)实验报告写作要求

1. 生理学示教实验或自行操作的实验,均要求每位学生按照每一实验的具体要求,认真独立地完成实验报告的书写。

2. 实验报告应按规定用统一的标准实验报告纸。报告应文字简练、条理清楚、观点明确、字迹整洁,并正确使用标点符号。

3. 实验报告必须按时完成,由组长收集后交给指导教师评阅。

### (二)实验报告的具体内容

1. 姓名、班级、组别、日期、室温。

2. 实验序号和题目。

3. 实验目的和要求。

4. 实验方法和步骤。如果实验指导书中对此有详细叙述,可简写或省略;如果书中没有,则要详细描述。

5. 实验结果。这是实验报告中最重要的部分。应将实验过程中所观察到的现象及时、如实、正确、详细地记录。实验结束后,根据记录填写实验报告。不可单凭记忆填写,否则易发生错误和遗漏。关于实验结果的处理见前述。

6. 讨论和结论。实验结果的讨论是根据已知的理论知识对预期出现的结果进行简要而有针对性的解释和分析,并指出其生理意义。如果出现非预期性结果,应分析其原因。如实验中遗留有尚未解决的问题,应尽可能对问题的关键提出个人的见解。实验结论是从实验结果中进一步归纳出一般性、概况性的推理,即对本次实验所能验证的概念、原则或理论的简明总结。结论中一般不要再罗列具体的结果。实验结果中未能得到充分论证的理论不应写入结论。实验讨论和结论的书写是富有创造性的工作,是培养学生独立思考和独立工作能力的具体体现。因此,应该严肃认真,不应盲目抄袭书本和他人的实验报告。

## 四、实验室守则

1. 遵守学习纪律，准时到达实验室，不得迟到和早退。实验过程中因故需要外出时，应向指导教师请假，征得同意后方可离开实验室。

2. 实验时，应穿实验工作服，态度严肃认真，不得进行与实验无关的活动。

3. 保持实验室安静，不得大声喧哗。

4. 实验室内各组要使用本组的仪器和器材，未经指导教师同意不得与他组调换，以免混乱。实验者在熟悉实验仪器和设备性能及使用要点以前，勿动手操作。如遇仪器损坏或机件不灵，应报告指导教师或负责实验准备的技术人员，以便修理或更换，不得擅自拆修和调换。实验动物按组配发，如需补充，须经指导教师同意后方可补领。

5. 爱护实验动物，爱惜公共财物，注意爱护和节约各种实验器材及用品。使用电器时注意安全。

6. 保持实验室清洁整齐，不必要的物品不得带入实验室。实验完毕后，各组将实验器材、用品和实验台整理干净，物品摆放整齐。动物尸体及废品垃圾放到指定地点，不要随意乱丢。实验室的清洁卫生由各实验组轮流负责。

（裴建明）

# 实验 1
## Experiment 1

# 蛙或蟾蜍坐骨神经 – 腓肠肌标本的制备
## Preparation of the Frog or Toad Sciatic Nerve – Gastrocnemius Specimen

## 实验目的

1. 学习急性动物实验的实验方法。
2. 通过本实验熟悉刺激、兴奋、兴奋性和可兴奋组织的概念。
3. 掌握蛙或蟾蜍坐骨神经 – 腓肠肌标本的制备方法，为进行神经肌肉实验打下基础。

To learn how to perform acute animal experiment.

To understand the concepts of the stimulation, excitation, excitability and excitable tissue.

To master the methods of making the frog or toad sciatic nerve – gastrocnemius specimen.

## 实验原理

蛙或蟾蜍等两栖动物的一些基本生命活动和生理功能与温血动物相似，其离体组织生活条件易于掌握，在林格液的浸润下，神经肌肉标本可较长时间保持生理活性。因此，在生理学实验中常用蛙或蟾蜍坐骨神经 – 腓肠肌离体标本来观察神经肌肉的兴奋性、兴奋过程以及骨骼肌收缩特点等。

Some basic vital movements and physiological functions of the amphibians, such as frogs or toads, are similar to those of homothermal animals, and it's much simpler and easier to control the essential living conditions of their isolated tissues. In Ringer's solution, the physiological activity of the nerve – muscle specimen can remain activity for a long time. Therefore, it is a common practice to use the specimens isolated from the amphibians to observe and investigate the excitability of the nerve and muscle, the rule of the stimulation and reaction, the characteristics of skeletal muscle contraction, and so on.

## 实验对象

蛙或蟾蜍。

实验器材与药品

蛙类坐骨神经－腓肠肌标本制备手术器械和药品 1 套,包括:蛙板、小玻板各 1 块,粗剪刀、直剪刀各 1 把,直镊、有齿镊各 1 把,眼科剪刀 1 把,探针 1 根,玻璃分针 2 根,大烧杯 1 个,小烧杯 1 个,滴管 1 支,培养皿 1 个,锌铜叉 1 个,棉线若干,林格液。

实验方法和步骤

**1. 破坏脑和脊髓**(destroy the brain and spinal cord)

取蟾蜍一只,用自来水冲洗干净。左手握住蟾蜍,用示指压住头部前端使头前俯,右手持刺蛙针从枕骨大孔向前刺入颅腔(图 1－1),左右搅动捣毁脑组织,捣毁脑组织时多数情况下蟾蜍出现尿失禁。脑组织完全捣毁后将刺蛙针退到枕骨大孔,不拔出而是将其尖转向后插入脊柱中捣毁脊髓,插入椎管时,蟾蜍后肢出现强直现象。若脑和脊髓破坏完全,可见蟾蜍四肢松软,呼吸消失。

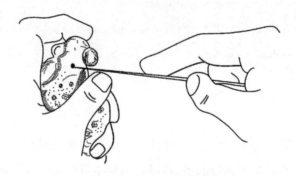

图 1－1　破坏蟾蜍脑脊髓

**2. 剪除前肢和内脏**(cut off the upside of the body and remove the viscera)

在骶髂关节上 0.5～1.0 cm 处用粗剪刀剪断脊柱。用镊子夹住后端脊柱,以剪刀沿脊柱两侧剪除所有内脏及头胸部,留下后肢、骶骨、后端脊柱及紧贴于脊柱两侧的坐骨神经(图 1－2)。

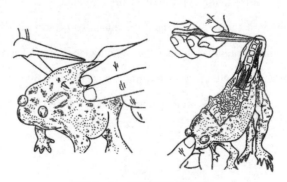

图 1－2　剪除躯干和内脏

**3. 剥皮**（peel off the skin）

左手用镊子或直接用手捏住脊柱断端（注意不要压迫神经），右手捏住或用有齿镊夹住断端边缘皮肤，向下剥去全部后肢皮肤（图 1 – 3），将标本置于盛有林格液的培养皿中。将手和用过的器械洗净后再进行后续操作。

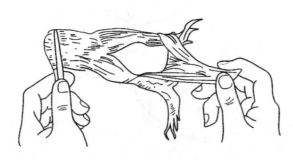

图 1 – 3　剥除后肢皮肤

**4. 分离两腿**（isolate the two legs）

用玻璃分针沿脊柱两侧游离出两条坐骨神经，并于近脊柱处各扎一细线，然后在扎线与脊柱之间剪断神经。提着神经上的细线，将两条坐骨神经分别置于两条大腿上，左手持脊柱，将骶骨翘起，将下位脊柱全部剪除。捏着两侧髂骨向反方向分离，使耻骨联合脱臼后，沿耻骨联合正中将两后肢剪开，将一条腿浸于林格液中备用，另一条置于浸有林格液的玻璃板上。

**5. 分离坐骨神经和剪断股骨**（isolate the sciatic nerve and cut off the femur）

识别坐骨神经沟和腓肠肌的部位，用剪刀剪断梨状肌及其周围的结缔组织，左手提着神经上的细线，右手持玻璃分针沿坐骨神经沟细心剥离，直至将坐骨神经剥离到腘窝（图 1 – 4）。将游离干净的坐骨神经放在下腿上，沿膝关节的周围将大腿的所有肌腱剪断，并用剪刀刮净股骨下段附着的肌肉，在股骨上三分之一（约 2 cm）处剪去上段股骨及其所附的肌肉，这样就制成坐骨神经下腿标本。

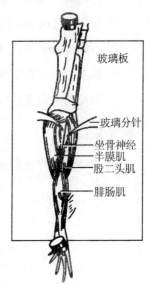

图 1 – 4　分离坐骨神经

**6. 游离腓肠肌**（make the sciatic nerve-gastrocnemius specimen）

在坐骨神经下腿标本的基础上，用剪刀将跟腱的下端剪断，在跟腱与肌肉交界处扎一条细线，左手提线，右手用剪刀游离腓肠肌，直至膝关节。最后用粗剪刀在膝关节下将小腿剪去，留下的即为坐骨神经 – 腓肠肌标本（图 1 – 5）。用锌铜叉的两极轻轻接触坐骨神经，如腓肠肌立即收缩，表示标本的兴奋性良好。将标本放入林格液中，待其兴奋性稳定后再进行实验。

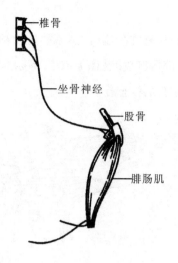

椎骨

坐骨神经

股骨

腓肠肌

图 1-5　坐骨神经-腓肠肌标本

**注意事项**

1. 已剥离皮肤的组织避免接触皮肤毒液或其他不洁物。

2. 分离神经时,一定要用玻璃分针,不能随便用刀、剪进行操作。

3. 不能过分牵拉神经,以免造成损伤。

4. 标本制备过程中应适当地用林格液浸润标本,保持标本的生理活性。

5. 避免用手指或金属器械接触或夹持标本的神经肌肉部分。

**思考题**

你制备的坐骨神经-腓肠肌标本兴奋性如何?有哪些体会?

（裴建明　张淑苗）

# 实验2　刺激强度、频率与骨骼肌收缩的关系

**Experiment 2**　Relationships between the Stimulation Intensity, Frequency and Skeletal Muscle Contraction

## 实验目的

1. 通过观察刺激强度与腓肠肌收缩力之间的关系,明确阈下刺激、阈刺激、阈上刺激及最大刺激的概念。

2. 通过改变刺激的频率来观察肌肉收缩形式,并观察刺激频率与肌肉收缩形式之间的关系。

To observe the relationship between the stimulation intensity and the contraction force of the gastrocnemius and understand the concepts of subthreshold stimulus, threshold stimulus, suprathreshold stimulus and maximum stimulus.

To observe the relationship between the stimulation frequency and muscle contraction by changing the electrical frequency of stimulus.

## 实验原理

肌肉组织具有兴奋性与收缩性,肌肉收缩是其兴奋的外在表现。本实验选用的腓肠肌标本内含许多骨骼肌纤维,由于不同肌纤维兴奋性高低不相同,因而就整个腓肠肌标本而言,其收缩力在一定的范围内与刺激强度成正比。给骨骼肌一次有效的刺激,肌肉将发生一次收缩,这称为单收缩。其全过程可分为三个时期:潜伏期、收缩期和舒张期。若给肌肉连续的有效刺激,使两次刺激之间的时间间隔小于该肌肉单收缩的总时程,肌肉出现持续的收缩,这称为复合收缩。因刺激频率不同,肌肉会出现不同的复合收缩形式。若给予连续有效的刺激使后一刺激落在前一刺激引起的肌肉收缩的舒张期,则出现舒张不完全的锯齿状的收缩波形,这称为不完全强直收缩。若再提高刺激频率,使后一刺激落在前一次刺激引起肌肉收缩的收缩期,肌肉将出现完全的持续收缩状态,波形中看不出舒张期的痕迹,这称为完全强直收缩。强直收缩波的高度大于单收缩波的高度,并在一定范围内,当刺激强度和作用时间不变时,强直收缩波的高度随刺激频率的增加而增高。

Muscle tissue has excitability and contractility, and muscle contraction is the external manifestation of its excitement. The gastrocnemius specimen used in this experiment contains many skeletal muscle fibers. Because different muscle fibers have different levels of excitability, for the entire gastrocnemius specimen, its contraction force is proportional to the stimulation intensity within a certain range. When skeletal muscle is given an effective stimulation, the muscle will contract once, which is called a single contraction. The whole process can be divided into three periods: incubation period, systolic period, and diastolic period. If the muscle is continuously and effectively stimulated so that the interval between two stimulations is less than the total duration of the single contraction of the muscle, continuous contraction occurs, which is called compound contraction. Due to the different stimulation frequency, the muscles will have different compound contractions. If the subsequent stimulus falls within the diastolic period of the muscle contraction caused by the previous stimulus, a jagged contraction waveform with incomplete diastole appears, which is called incomplete tonic contraction. If the stimulation frequency is increased again so that the latter stimulus falls in the contraction period caused by the previous stimulus, the muscle will appear in a state of complete and continuous contraction, and no traces of diastole can be seen. This is called complete tonic contraction. The height of the tonic contraction wave is greater than the height of the single contraction wave, and within a certain range, when the stimulus intensity and action time remain unchanged, the strength of the tonic contraction wave will increase with the increase of the stimulation frequency.

实验对象

蛙或蟾蜍。

实验器材与药品

计算机生物信号采集处理系统、蛙类手术器械 1 套、肌槽、双凹夹、铁支架、张力换能器、丝线。

实验方法和步骤

**1. 蟾蜍坐骨神经 - 腓肠肌标本的制备**(the sciatic nerve - gastrocnemius specimen preparation)

制备方法见实验 1。

**2. 仪器准备**（instrument preparation）

连接张力换能器与计算机，而后将换能器固定于铁支架上，换能器与桌面垂直。打开计算机，启动生物信号采集处理系统。

**3. 标本固定**（specimen fixing）

把肌槽固定于铁支架上，将标本的股骨断端固定在肌槽插孔中，神经干平搭在肌槽的两个电极上，保持神经与刺激电极接触良好，电极与刺激输出相连。腓肠肌上系的线连于换能器上，调整位置使肌肉处于自然拉长的长度，并使换能器能灵敏地感受肌肉收缩产生的位移（图 2-1）。

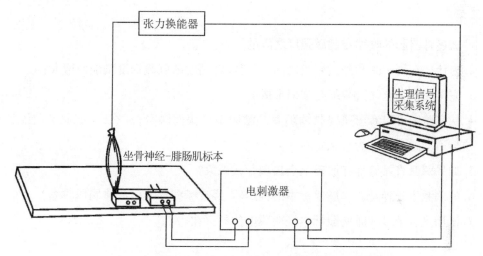

图 2-1　骨骼肌单收缩和复合收缩实验装置连接示意图

**4. 观察与记录**（observation and record）

（1）设定初始刺激强度和刺激强度增量，由较弱刺激开始，逐渐增加刺激强度，至刚好可以记录到肌肉收缩，此时的刺激就是阈刺激，此前的刺激为阈下刺激。

（2）继续增大刺激强度，肌肉收缩幅度增大，直至幅度不再随刺激强度增加而增大，收缩幅度达最大时所接受的最小刺激为最适刺激。

（3）用使肌肉产生最大收缩的刺激强度（最适刺激），并保持这一强度不变，逐步调节刺激频率，描记肌肉的单收缩、不完全强直收缩、完全强直收缩曲线（图 2-2）。

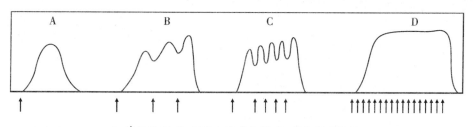

A. 单收缩；B、C. 不完全强直收缩；D. 完全强直收缩。

图 2-2　肌肉收缩曲线

**注意事项**

1.实验中常用林格液浸润标本,以保持标本的正常生理活性。

2.肌槽两电极之间不要残留液体,林格液过多时,及时用棉球或滤纸片吸掉,防止电极间短路。

3.每次刺激后须让肌肉有短暂的休息(30 s 至 1 min),以免标本疲劳。

4.找准最适刺激强度,以防刺激过强而损伤神经。

5.实验过程中,换能器与标本连线的张力保持不变。

**思考题**

1.试述骨骼肌的收缩与刺激强度之间的关系。

2.为什么在阈刺激和最适刺激之间,肌肉收缩幅度随刺激强度增加而增大?

3.完全和不完全强直收缩是如何形成的?

4.从实验中可以看出肌肉收缩随着刺激频率加快而融合,那么,引起肌肉收缩的动作电位会不会融合呢?为什么?

5.如果刺激直接施加在肌肉上会出现什么现象?

6.电刺激坐骨神经 – 腓肠肌标本的神经后,经过哪些环节引起腓肠肌收缩?

7.试用坐骨神经 – 腓肠肌标本证明膜电位的存在。

(李 娟 张富洋)

## 实验 3　神经干动作电位的引导

**Experiment 3**　Induction of the Nerve Trunk Action Potential

实验目的

1. 学习记录神经干复合动作电位的方法,通过实践操作学习电生理实验方法。

2. 识别和分析蛙类坐骨神经干动作电位的波形,测量其潜伏期、幅值及时程,并观察几种因素对动作电位波形的影响。

To learn how to record compound action potentials of the nerve trunk and how to conduct electrophysiological experiments.

To identify and analyze the waveform of the action potential of frog sciatic nerve trunk, measure its latency, amplitude and time course, and observe the influence of several factors on the waveform of action potential.

实验原理

神经的动作电位是神经兴奋的客观标志。当受刺激细胞(或神经纤维)兴奋时,细胞膜外电位会因动作电位的产生和传导而出现一系列变化。发生兴奋的部位相对于静止部位来说呈负电,冲动通过后该处电位又恢复到静息水平。因为兴奋部位与邻近部位之间可出现电位差,这种电位差可用电极加以引导并可通过适当的仪器放大与显示,神经干兴奋过程中所发生的这种膜外电位变化称神经干动作电位。神经干动作电位与单根神经纤维中的动作电位不同,它是由许多兴奋阈值、传导速度和幅度不同的神经纤维产生的动作电位综合而成的复合性电位变化,称为复合动作电位,其电位幅度在一定范围内可随刺激强度的变化而变化。

如果将两个引导电极置于正常完整的神经干表面,当神经干一端兴奋之后,兴奋波先后通过两个引导电极,可记录到两个方向相反的电位偏转波形,称为双相动作电位。如果两个引导电极之间的神经组织有损伤,兴奋波只通过第一个引导电极,不能传导至第二个引导电极,则只能记录到一个方向的电位偏转波形,称为单相动作电位。

Nerve action potential is an objective sign of nerve excitement. When stimulated by stimulated cells (or nerve fibers), the extracellular potential will undergo a series of changes due to the generation and conduction of action potentials. The part where the excitement occurs is negative to the resting part, and the potential at that place returns to the resting level after the impulse passes. Because there can be a potential difference between the excited part and the adjacent part, this potential difference can be guided by electrodes and can be amplified and displayed by appropriate equipment. This extra-membrane potential change that occurs during the activation of the nerve trunk is called the nerve trunk action potential. The nerve trunk action potential is different from the action potential in a single nerve fiber. It is a compound potential change formed by the synthesis of action potentials generated by many nerve fibers with different excitation thresholds, conduction speeds and amplitudes, called compound action potentials. The potential amplitude can vary with the stimulation intensity within a certain range.

If two guiding electrodes are placed on the surface of a normal and complete nerve trunk, when one end of the nerve trunk is excited, the excitatory wave passes through the two guiding electrodes successively, and two potential deflection waveforms in opposite directions can be recorded, which is called biphasic action potential. If the nerve tissue between the two guiding electrodes is damaged, and the excitatory wave only passes through the first guiding electrode and cannot be transmitted to the second guiding electrode, only one direction of the potential deflection waveform can be recorded, which is called a single-phase action potential.

### 实验对象

蛙或蟾蜍。

### 实验器材与药品

计算机生物信号采集处理系统、蛙类坐骨神经-腓肠肌标本制备手术器械和药品 1套(参见实验1)、神经标本屏蔽盒、滤纸片、棉球、10% KCl溶液。

### 实验方法和步骤

**1.坐骨神经干标本的制备**(sciatic nerve trunk specimen preparation)

标本制备方法与实验1制备方法大体相同,但无须保留股骨和腓肠肌。神经干应尽可能分离得长一些。要求上自脊髓附近的主干,下沿腓总神经或胫神经一直分离至踝关节附近为止。坐骨神经在膝关节后分为胫神经和腓神经两支,如要制备腓神经,则在分叉的下端将胫神经剪断,膝关节附近的腓神经表面有肌肉和筋膜覆盖,仔细分离并沿腓肠肌沟一直下行分离至跟腱,然后将棉线用林格液浸泡后,在脊髓侧坐骨神经起始处和跟腱处将神经结扎,在结扎的外侧将神经干剪断,制成坐骨神经 – 腓神经标本。另外,也可保留胫神经而将腓神经剪断,制成坐骨神经 – 胫神经标本。将制备好的神经干标本浸于林格液中数分钟,待其兴奋性稳定后开始实验。

**2. 仪器准备**(instrument preparation)

按图 3 – 1 所示用导线连接实验仪器,须避免连接错误或接触不良。

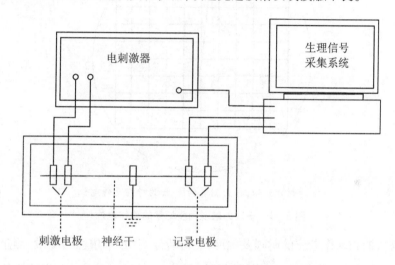

**图 3 – 1　引导神经干动作电位装置连接示意图**

**3. 观察与记录**(observation and record)

(1)预实验　目的在于检查整个刺激和记录系统的状况。可先用一根浸湿林格液的棉线条代替神经干,置于标本屏蔽盒的电极上,打开计算机,启动生物信号采集处理系统,观察显示器上有无 50 匝交流正弦波干扰。如有干扰,应检查各仪器的外壳和屏蔽罩是否均接地,公共地线是否接地良好。直到荧光屏上的扫描线除刺激伪迹外基本平滑为止,停止刺激,取下棉线。调出方波信号后,所设刺激参数除刺激强度外一般不变,接着进行下一步实验。

(2)用神经干记录动作电位的产生　将神经干标本置于标本屏蔽盒内,使神经干与刺激电极、接地电极、引导电极均接触良好。选取实验模块中肌肉神经实验 – 神经干动作电位的引导实验项目,可以观察到显示器上在刺激伪迹之后几毫秒内出现一个先上后下的电位,此即双相动作电位。动作电位如果是先下后上,可将引导电极输入导线的 $C_1$、$C_2$ 端对调一下。

（3）观察和测定双相动作电位

观察双相动作电位的波形及其特点：调节刺激强度，从 0.1 V 开始逐渐增加刺激电压，仔细观察双相动作电位波形、变化及其特点。

测定阈强度和最大刺激强度：刺激强度从 0 开始，逐渐增大至刚好引起一个很小的动作电位，此强度值即是神经干的阈强度。刺激强度逐渐增大至一定强度时，动作电位不再加大，此临界强度值即是神经干的最大刺激强度。如图 3 - 2 所示。

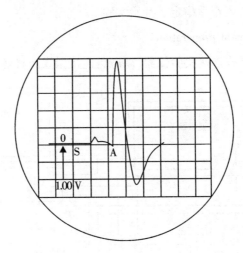

0 点为刺激开始；S 为刺激伪迹；A 为神经动作电位。

**图 3 - 2　一次外触发同步记录的动作电位**

测定潜伏期和动作电位的时程及幅度：点击暂停实验，采用区间测量，测量并记录潜伏期（从刺激开始到动作电位的起始转折处，单位为 ms）、动作电位的时程（从动作电位起始到结束全时程，单位为 ms）、动作电位的上相波和下相波的幅值（单位为 mV）。

影响因素：把神经干标本放置方向倒换后，动作电位波形有无变化？把引导电极调换位置，动作电位波形有无变化？在刺激电极和引导电极之间的神经干上放置一小块浸有 10% KCl 溶液的棉花，动作电位波形有无变化？

（4）观察和测定单相动作电位　①用镊子将两个记录电极之间的神经夹伤或用药物（如普鲁卡因）阻断，显示屏上呈现单相动作电位。②读出最大刺激时单相动作电位的潜伏期、幅度和时程。

注意事项

1. 分离神经干的过程中，要求剥离干净，神经分支及周围结缔组织应用眼科剪小心剪除，切忌撕扯，以免损伤神经组织。

2. 神经干两端要用细线扎住，然后浸于林格液中备用。取神经干时须用镊子夹持两端扎线，切不可直接夹持或用手触摸神经干。

3. 神经干须经常滴加林格液保持湿润。可在屏蔽盒内置一小片湿纱布,以保持盒内湿润,防止标本干燥;也可将标本盒内充满石蜡,只暴露电极,起到保护作用。

4. 神经干应与记录电极密切接触,尤其要注意与中间接地电极接触。林格液过多时,应用棉球或滤纸片吸掉,防止电极间短路。

5. 神经标本屏蔽盒使用前应清洗干净。刺激电极和记录电极用后应清洗擦干,否则残留盐溶液会导致电极腐蚀和导线生锈。

6. 刺激强度一定要从最小的 0.1 V 开始逐渐增加,且刺激时间不宜过久。两刺激电极间距离不宜太近,因其间的神经干电阻太小,过高的刺激强度不仅可损伤神经,甚至可导致两电极间近于短路,损坏刺激器。

## 思考题

1. 什么叫刺激伪迹?有何意义?

2. 请设法证明显示器上出现的波形是动作电位。

3. 随着刺激强度的增加,神经干动作电位的幅度有何变化?是否符合动作电位产生的"全"或"无"规律?为什么?为什么刺激增大到一定强度,动作电位幅度不再变化?

4. 试述单、双相动作电位的产生原理。两种电位在时程和幅度上有何不同?

5. 两个记录电极之间的神经损伤后,动作电位有何变化?为什么?

(张淑苗　顾晓明)

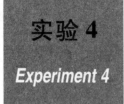

# 实验 4　神经干动作电位不应期和传导速度的测定

**Experiment 4**　Measurement of Conducting Speed of Action Potential and Refractory Period of the Nerve Trunk

实验目的

1. 加深理解兴奋传导的概念并了解神经兴奋传导速度测定的基本原理和方法。
2. 验证和加深理解神经干动作电位后兴奋性的规律性变化。

To deepen the understanding of the concept of excitation conduction and understand the basic principles and methods of nerve excitation conduction velocity measurement.

To validate and deepen the understanding of the regular changes of excitability after nerve stem action potential.

实验原理

1. 神经纤维兴奋时产生一个可以传播的动作电位,动作电位以局部电流或跳跃传导的方式沿神经纤维传导,其速度取决于神经纤维直径、内阻、有无髓鞘等。坐骨神经的动作电位是由一群不同兴奋阈值、传导速度($v$)和幅值的峰形电位所总和而成的,为复合动作电位。测定该复合动作电位传导的距离($s$)和经过这些距离所需的时间($t$),即可根据 $v = s/t$ 计算出神经干兴奋的传导速度。

2. 神经组织和其他可兴奋组织一样,在接受一次刺激产生兴奋后,其兴奋性将会发生规律性的变化,经过绝对不应期、相对不应期、超常期和低常期,然后再回到正常的兴奋水平。测定坐骨神经发生一次兴奋后的兴奋性周期变化,可采用双脉冲刺激法,即先给予一个一定强度的"条件刺激",使神经产生兴奋,在神经产生兴奋后,按不同的时间间隔再给予一个"测试刺激",观察测试刺激是否引起动作电位以及引起的动作电位的大小,以此来反映神经兴奋性的变化,测出相对不应期和绝对不应期。

When a nerve fiber is excited, an action potential that can be transmitted is generated. The action potential is conducted along the nerve fiber in the form of local current or jump conduction. Its speed depends on the diameter of the nerve fiber, internal resistance, and the presence or absence of myelin sheath. The action potential of the sciatic nerve is composed of a group of spike potentials with different excitation thresholds, conduction velocity($v$) and amplitude, which is a compound action potential. Determine the conduction distance($s$) of the compound action potential and the time ($t$) required to pass these distances, and then calculate the conduction velocity of nerve trunk excitement according to $v = s/t$.

Nerve tissue is the same as other excitable tissues. After receiving a stimulation to generate excitement, its excitability will change regularly. Once it passes through the absolute refractory period, relative refractory period, supernormal period and low normal period, and then returns to a normal level of excitement. In order to determine the excitability cycle of the sciatic nerve after one excitement, the double pulse stimulation method can be used. That is, first give a certain intensity "conditional stimulus" to excite the nerve. After the nerve is excited, give a "test stimulus" at different time intervals to observe whether the test stimulus causes the action potential and the action potential. The size is used to reflect the change of nerve excitability and measure the relative refractory period and absolute refractory period.

**实验对象**

蛙或蟾蜍。

**实验器材与药品**

计算机生物信号采集处理系统、蛙类手术器械 1 套、神经标本屏蔽盒、滤纸片、棉球、林格液。

**实验方法和步骤**

**1. 坐骨神经干标本制备**(sciatic nerve trunk specimen preparation)

标本制备方法参见实验 3。

**2. 仪器连接及参数选定**(instrument connecting and parameters adjusting)

(1)仪器连接　同实验 3。

(2)刺激器参数选定　刺激方式:单次;刺激波宽:0.1~0.2 ms;刺激强度:数伏至数十伏。通过显示器观察到方波位置,而后调节延时使之到适当位置。

（3）计算机调节　见有关计算机操作部分。

**3. 观察项目**（observation items）

（1）神经干兴奋传导速度的测量　将坐骨神经干标本置于神经标本屏蔽盒内的电极上，神经干须与两对引导电极 $r_1$ 和 $r_2$ 以及刺激电极保持良好的接触。

①将引导电极 $r_1$ 分别与神经屏蔽盒上的地线，$C_1$、$C_3$ 电极相连；将引导电极 $r_2$ 分别与神经屏蔽盒上的地线，$C_2$、$C_3$ 电极相连。

②选择实验模块中肌肉神经实验 – 神经干兴奋传导速度实验项目，可引导出两组双相动作电位。

③点击鼠标右键，选取测量中的区间测量，可测出从刺激开始至动作电位起始转折处的时间间隔（ms），两个双相动作电位可测出两个时间间隔，分别用 $t_1$、$t_2$ 表示。

④量出 $C_1$ 和 $C_2$ 之间的距离，即神经的长度，用 $S$ 表示，$(t_2 - t_1)$ 则为动作电位从 $C_1$ 传至 $C_2$ 走过 $S$ 距离所需的时间。

⑤神经兴奋传导的平均速度用 $V$ 表示，则：

$$V = S/(t_2 - t_1)\ (\text{mm/ms})$$

计算出的速度须换算为国际通用单位 m/s。

（2）神经干兴奋不应期的测定　将坐骨神经干标本置于神经标本屏蔽盒内的电极上，神经干须与一根引导电极及刺激电极保持良好的接触，输出双脉冲刺激。

①在不改变刺激强度的条件下适当调节两个方波之间的时间间隔，观察两个方波刺激所产生的两个动作电位，并注意它们的幅度。

②逐渐缩短两个方波之间的时间间隔，可见第二个动作电位向第一个动作电位靠近，当两个方波刺激之间的时间缩短到一定程度，可观察到第二个动作电位开始变小，记下刚减小时两个方波之间的间隔时间，此为不应期。

③继续改变两个方波之间的时间间隔，使第二个动作电位的方波继续向第一个动作电位靠近，并且逐渐消失，记下刚消失时第二个与第一个刺激方波之间的间隔时间，即为绝对不应期的近似值，不应期减去绝对不应期即为相对不应期。如果刺激器用作条件刺激和测试刺激，刺激输出参数可分别独立调节，则在测量绝对不应期时，应在第二个动作电位刚刚消失时，加大测试刺激强度后动作电位仍不能出现，此时用第二个与第一个刺激方波的时间间隔代表绝对不应期才较准确（图 4 – 1）。

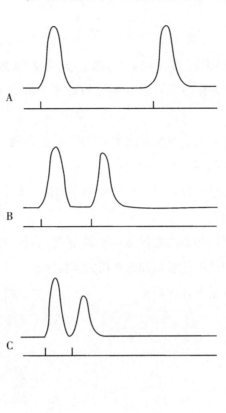

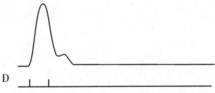

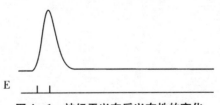

**图 4 - 1  神经干兴奋后兴奋性的变化**

注:上线为动作电位;下线为刺激标记;A - E 为不同时间间隔双脉冲引起的动作电位波形。

注意事项

1. 同实验 3。

2. 标本盒内两对引导电极的距离愈远愈好。

**思考题**

1. 如果神经干标本足够长(超过 10 cm),将记录电极和刺激电极间的距离加大,适当增强刺激强度,所记录的动作电位可出现数个波峰或下降支分出几个突起,试解释其原因。

2. 绝对不应期等于前后两个刺激方波的间隔时间,还是等于第一个动作电位起点至第二个刺激方波之间的间隔时间?为什么?

3. 在实验中可否用刺激电极与记录电极 $C_1$ 间距离除以 $t_1$ 来计算传导速度,这与本实验所采用的方法有何不同?

4. 如果条件刺激与测试刺激的参数独立可调,请您设计一个观察坐骨神经 – 腓神经干产生一次兴奋后其兴奋性的超常期和低常期的实验方案。

5. 如何证明坐骨神经是混合神经?

(裴建明　贾　敏)

# 实验 5　反射弧的分析

**Experiment 5**　The Analysis of the Reflex Arc

## 实验目的

分析反射弧的组成部分,探讨反射弧的完整性与反射活动的关系。

To learn about the components of the reflex arc. To explore the relationship between the integrity of reflex arc and reflex activity.

## 实验原理

在中枢神经系统的参与下,机体对各种刺激发生反应的过程称为反射。反射弧是反射发生的结构基础。反射弧包括感受器、传入神经、反射中枢、传出神经和效应器五部分。反射弧完整是引发反射的必要条件,一旦其中任何一个部分的解剖结构和生理完整性受到破坏,反射活动就无法实现。硫酸对皮肤的伤害性刺激可以引起受刺激肢体的反射性屈曲,本实验以此屈曲反射来分析反射弧的组成。

With the participation of the central nervous system, the reaction process of the body to various stimuli is called reflex. The reflection arc is the structural basis for reflection to occur. The reflex arc includes five parts: receptor, afferent nerve, reflex center, efferent nerve and effector. The integrity of the reflex arc is a necessary condition for triggering reflex. Once the anatomical structure and physiological integrity of any part of it is damaged, the reflex activity cannot be realized. The noxious stimulation of sulfuric acid on the skin can cause reflex flexion of the stimulated limb. This experiment uses the flexion reflex to analyze the composition of the reflex arc.

## 实验对象

蛙或蟾蜍。

实验器材与药品

蛙类手术器械1套,血管钳1把,铁支架和铁夹1个,玻璃杯,玻璃平皿,滤纸片(约1 cm×1 cm),小棉球,纱布块,0.5%硫酸溶液、1%硫酸溶液和2%硫酸溶液,1%可卡因。

实验方法和步骤

**1. 脊髓蟾蜍的制备**(prepare the spinal toad)

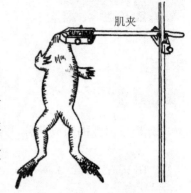

左手持蟾蜍,用示指分开其上下颌,右手用粗剪刀由两侧口裂沿口角至眼后方剪去蟾蜍脑部,保留下颌和脊髓,制备成去脑的脊髓蟾蜍。用铁夹夹住蟾蜍下颌,将其悬挂于铁支架上(图5-1)。用清洁水冲洗蟾蜍两下肢皮肤并用纱布擦干,待动物平静后进行后续各项实验。

图5-1 制备脊髓蟾蜍

**2. 正常反射的观察**(observe the normal reaction)

用沾有0.5%硫酸溶液的滤纸片分别贴在蟾蜍左右后肢的足趾尖,观察双侧后肢的反应。酸对皮肤的刺激将引起屈腿的反射动作。在此反射的基础上,对此反射弧进行后续实验分析。

**3. 去除感受器对反射的影响**(observe the reaction after removing the sensors)

围绕左侧小腿将皮肤做一环形切口,由此将切口以下小腿皮肤剥去(即去除皮肤对酸刺激的感受器),再用沾有1%硫酸溶液的滤纸片贴在没有皮肤的足趾,观察屈腿反射是否出现。由于去除了皮肤对酸刺激的感受器,这时屈腿反射不再出现。此时,再用硫酸刺激该侧小腿环形切口之上皮肤完好的部位,观察屈腿反射是否出现。由于皮肤感受器在环形切口之上仍然存在,这时可以观察到屈腿反射。说明感受器破坏后反射将不能够进行。

**4. 阻断神经传导对反射的影响**(observe the reaction after blocking the nerve)

沿坐骨神经走向在右侧大腿后面切开皮肤,用玻璃针拨开肌肉,暴露坐骨神经。在神经下面放一条线,用线将神经提起,在神经下面放一块浸有1%可卡因(局部浸润麻醉药)的棉球。然后,每间隔1分钟,用1%硫酸刺激右侧足趾,观察屈腿反射是否出现。由于坐骨神经内的传入神经纤维被麻醉,这时屈腿反射不再出现。在屈腿反射不再出现后立即用2%的硫酸刺激蟾蜍背部皮肤,观察屈腿反射是否出现。由于坐骨神经的传出纤维在传入纤维之后被麻醉,这时还能看到屈腿反射。随着麻醉时间的延长,传出纤维也被麻醉。这时不论刺激蟾蜍何处的皮肤,右侧肢体都不再出现屈腿反射。也可采用将坐骨神经剪断的方法观察是否有反射出现。

**5. 破坏神经中枢对反射的影响**(observe the reaction after destroying the spinal cord)

用镊子夹蟾蜍的后腿，当观察到反射性屈腿反射后，用蛙针刺入椎管内将脊髓破坏。这时再用镊子刺激，观察是否出现屈腿反射。由于反射中枢被破坏，这时便不能看到屈腿反射，同时其他一些反射活动也都消失。

注意事项

1. 离断蟾蜍颅脑的位置要适当，位置太高可能会因保留部分脑组织而出现自主活动，位置太低会影响反射的引出。

2. 剥离小腿皮肤时，足趾尖不能残留皮肤，否则硫酸刺激仍会引起屈腿反射。

3. 每次硫酸刺激后，应及时用清水洗去皮肤上残余的硫酸以免烧伤蟾蜍皮肤，并用纱布擦干清水以免稀释硫酸溶液。

4. 活标本的神经不能用镊子等夹持。

思考题

反射弧由哪几部分组成，各部分具有什么作用？

（马　恒　冯　娜）

实验 6    反射中枢活动的特征

Experiment 6    The Characteristics of Reflex Center

实验目的

分析反射的特性,加强对反射的理解。

To analysis the characteristics of reflex and master the theoretical bases of reflex.

实验原理

反射是神经系统活动的基本方式。反射具有多种特性,包括中枢延搁、总和、后放、扩散和抑制等。刺激诱发神经兴奋、神经兴奋的传导以及神经中枢内兴奋的突触传递都需要一定的时间,因此,刺激开始到反射活动出现需要一定的时间,这个时间即为反射时。兴奋性突触后电位是一局部电位,可互相叠加达到阈电位,而诱发突触后神经元的兴奋,因此,反射具有总和效应。反射中枢内神经元的联系方式的多样化使反射产生后放、扩散和抑制等特性。硫酸或者电刺激对皮肤的伤害性刺激可以引起受刺激肢体的反射性屈曲,本实验以此屈曲反射来分析反射的特性。

Reflexes are the basic way of nervous system activity. Reflection has many characteristics, including central delay, summation, post-release, diffusion, and suppression. Stimulation induces nerve excitement, the conduction of nerve excitement, and the synaptic transmission of excitement in the nerve center. Therefore, it takes a certain time from the start of stimulation to the appearance of reflex activity. This time is the time of reflex. Excitatory postsynaptic potential is a local potential that can be superimposed on each other to reach the threshold potential, and induce the excitement of postsynaptic neurons. Therefore, the reflex has a total effect. The diversification of the connections of neurons in the reflex center gives rise to the characteristics of post-release, diffusion and inhibition of reflex. The noxious stimulation of sulfuric acid or electrical stimulation on the skin can cause reflex flexion of the stimulated limb. This experiment use the flexion reflex to analyze the characteristics of the reflex.

### 实验对象

蛙或蟾蜍。

### 实验器材与药品

蛙类手术器械 1 套,血管钳 1 把,铁支架和铁夹 1 个,刺激器 2 台,刺激电极 2 根,秒表,玻璃杯,玻璃平皿,滤纸,小棉球,纱布块,0.5%、1%和 2%的硫酸溶液。

### 实验方法和步骤

**1. 脊髓蟾蜍的制备**(prepare spinal toad)

左手持蟾蜍,用示指分开其上下颌,右手用粗剪刀由两侧口裂沿口角至眼后方剪去蟾蜍脑部,保留下颌和脊髓,即制备成去脑的脊髓蟾蜍。用铁夹夹住蟾蜍下颌,将其悬挂于铁支架上。用清水冲洗蟾蜍两后肢皮肤并用纱布擦干,然后进行下列各项实验。

**2. 反射时的测定**(measure the reflex time)

用沾有 0.5%、1%和 2%的硫酸滤纸片,分别贴在蟾蜍一侧后肢的足趾尖,用秒表记录从贴上滤纸片起到后肢开始屈曲为止的时间。重复记录三次,求其平均值,此值即为反射时。比较贴上不同浓度硫酸滤纸片时所测定的反射时是否相同。

**3. 空间总和**(observe spatial summation of reflex)

将两对刺激电极分别接两台刺激器,电极两端放置于蟾蜍同一后肢的皮肤上,相互靠近。用单刺激分别找出略低于阈值的阈下电刺激强度。观察分别进行单个电刺激时,是否出现腿屈曲反射。然后刺激强度和部位不变,用两个电极同时进行刺激,观察是否出现腿屈曲反射。由于刺激在空间上的总和,两个阈下刺激同时刺激会诱发腿屈曲反射。

**4. 时间总和**(observe temporal summation of reflex)

实验装置同空间总和,这时只用一个刺激电极,在上述阈下刺激不能引起反射的情况下,换成连续电刺激并逐渐增加刺激频率,观察是否有腿屈曲反射的出现。由于刺激在时间上的总和,连续的阈下刺激也会诱发腿屈曲反射。

**5. 后放现象**(observe after discharge)

用适宜强度的重复电刺激刺激蟾蜍后肢的皮肤,引起腿屈曲反射。观察每次电刺激停止后,反射活动是否立即停止。用秒表记录自刺激停止时起到反射活动结束为止所持续的时间。在刺激停止后,反射活动仍然能够维持一段时间,这即是反射的后放现象。比较强刺激与弱刺激的后放时间有何不同。

**6. 扩散现象**(observe expansion of reflex)

先以弱的重复电刺激刺激蟾蜍的前肢,观察前肢的屈曲反射。逐渐加大刺激强度,观察肢体的屈曲反射活动较弱刺激时有何不同。

**7. 抑制现象**(observe central inhibition)

用0.5%硫酸刺激蟾蜍一侧足趾,测定蟾蜍的反射时。然后用血管钳夹住该侧前肢的皮肤,待动物安静后,重复用0.5%硫酸测定该侧后肢的反射时,观察反射时是否有所延长。

**8. 搔扒反射**(observe scratch reflex)

将浸以1%硫酸溶液的小纸片贴在蟾蜍腹部皮肤上,观察蟾蜍的反射活动。由于硫酸的刺激,蟾蜍四肢都向腹部贴有纸片的部位搔扒,直到将纸片除去为止。

### 注意事项

1. 测定反射时的操作中,每次贴在蟾蜍足趾的滤纸片数目应尽量相同。

2. 测定反射时的硫酸浓度应由低到高。

3. 测定反射时的操作中,每次刺激之前应用清水洗净足趾,并用纱布擦拭干净,以避免硫酸的持续作用或其浓度发生变化而影响实验结果。

4. 观察空间总和时,刺激电极的位置要固定,并与皮肤接触良好。

5. 给以电刺激引起反射时要注意区分:是通过皮肤刺激了传出神经或肌肉引起的局部反应,还是引起的反射性反应。

### 思考题

1. 反射时是如何产生的? 当蟾蜍一侧后肢分别浸入盛有0.5%硫酸溶液和1%硫酸溶液中时,其反射时有何变化? 为什么?

2. 为什么反射具有空间和时间总和现象?

3. 反射的后放、扩散和抑制等现象产生的神经机制是什么?

(郭海涛 杨 璐)

# 实验7 去大脑僵直

## Experiment 7 Decerebrate Rigidity

### 实验目的

观察去大脑僵直现象,证明高位中枢对肌紧张具有调节作用。

To observe the phenomenon of decerebrate rigidity. To testify the myotonic regulation of superior nervous center.

### 实验原理

中枢神经系统对骨骼肌的紧张度具有易化作用和抑制作用。在正常情况下,通过这两种作用使骨骼肌保持适当的紧张度,以维持机体的正常姿势、协调机体的运动。如果在动物的上、下丘之间横断脑干,则抑制伸肌的紧张作用减弱,而易化伸肌的紧张作用相对加强,动物表现出四肢僵直、头尾昂起、脊柱后挺(即角弓反张)等伸肌紧张亢进的特殊姿势,称为去大脑僵直。

The central nervous system has a facilitating and inhibiting effect on the tension of skeletal muscles. Under normal conditions, these two effects keep the skeletal muscles at an appropriate degree of tension to maintain the body's normal posture and coordinate the body's movement. If the brainstem is traversed between the superior and inferior colliculus of the animal, the tension of the inhibitory extensor muscles will be weakened, and the tension of the facilitated extensor muscles will be relatively strengthened. Angle arch reflex) and other special postures such as extensor tension is called decerebral stiffness.

### 实验对象

家兔。

### 实验器材与药品

哺乳动物手术器械、颅骨钳、咬骨钳、骨蜡或止血海绵、20% 氨基甲酸乙酯、生理盐水、气管插管、丝线、纱布、脱脂棉。

**实验方法和步骤**

（1）麻醉与固定　耳缘静脉注射20%氨基甲酸乙酯（4 ml/kg）麻醉家兔,麻醉后将其仰卧固定在兔台上。

（2）手术　剪去颈部的毛,在颈部皮肤正中做5~7 cm切口,分离肌肉、暴露气管,做气管插管。找出两侧颈总动脉,分别穿线结扎,以避免脑部手术时出血过多。将兔改为俯卧位,剪去头顶部的毛,头部抬高固定,由两眉间至枕部将头皮纵行切开,再自中线切开骨膜,用手术刀柄向两侧剥离肌肉和骨膜。用颅骨钻在顶骨两侧各钻一孔,用咬骨钳将创孔扩大,直至两侧大脑半球表面基本露出。咬骨时注意勿伤及硬脑膜,若有出血应及时用骨蜡止血。在接近颅骨中线和枕骨时尤须防止伤及矢状窦和横窦而引起大出血。在矢状窦的前后两端各穿一线结扎。用小镊子夹起硬脑膜并细心剪开,暴露出大脑皮质,滴上少许液状石蜡防止脑表面干燥。

（3）松开家兔四肢,将其头托起,用刀柄从大脑半球后缘轻轻翻开枕叶,露出四叠体即可见到中脑上、下丘部分(上丘较粗大,下丘较小)。用刀柄在上、下丘之间向口裂方向呈45°方向插入,同时向两边拨动、推压,切断脑干,即制成去大脑动物(图7-1)。

（4）观察项目　使兔子侧卧,切断脑干几分钟后,可见兔的躯体和四肢慢慢变硬伸直,头后仰,脊柱挺硬,尾上翘,呈角弓反张状态(图7-2)。

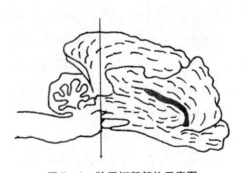 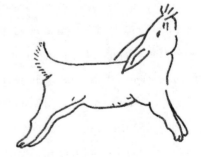

图7-1　脑干切断部位示意图　　　　图7-2　兔去大脑僵直状态

**注意事项**

1. 动物麻醉不宜过深。

2. 手术中应仔细操作,注意勿损伤矢状窦和横窦,避免大出血。

3. 在用颅骨钻开颅骨时勿用力过猛,以免在钻通颅骨后将脑组织损伤。

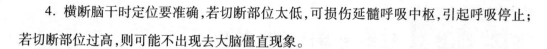

4. 横断脑干时定位要准确,若切断部位太低,可损伤延髓呼吸中枢,引起呼吸停止;若切断部位过高,则可能不出现去大脑僵直现象。

讨论题

1. 去大脑僵直产生的机制是什么?

2. 何谓α僵直和γ僵直?去大脑僵直属于哪种僵直?

（刘亚莉  殷  玥）

# 实验 8　红细胞渗透脆性实验

**Experiment 8**　Osmotic Fragility of Erythrocytes

## 实验目的

1. 理解细胞外渗透压对维持细胞正常形态与功能的重要性。
2. 掌握红细胞渗透脆性的实验原理。

To understand the importance of extracellular osmotic pressure in the maintenance of cellular normal structure and function.

To master the experimental theory of osmotic fragility of erythrocytes.

## 实验原理

在生理状态下,红细胞内的渗透压与血浆渗透压是相等的,红细胞维持双凹圆盘状。0.9% NaCl 溶液的渗透压与血浆渗透压相近,浓度低于 0.9% NaCl 的溶液称为低渗溶液。若将红细胞置于低渗溶液中,因细胞内外渗透压差的原因,水分子进入红细胞,使其发生肿胀变为球形,当浓度过低时,红细胞破裂,释放血红蛋白,发生渗透性溶血。不同浓度的低渗液对红细胞的影响不同,在 0.6% ~0.8% NaCl 溶液中时,红细胞发生一定程度的膨胀;当浓度降低到 0.42% ~0.46% 时,有一部分溶血;浓度为 0.32% ~0.34% 时,红细胞全部破裂,发生完全溶血。因此,将红细胞对低渗液的抵抗力当作其脆性指标即红细胞渗透脆性。如果红细胞对低渗溶液的抵抗力越大,则其脆性越小;反之则越大。红细胞渗透脆性实验是将血液滴入不同浓度的低渗溶液中,观察其溶血情况。一般将红细胞刚开始出现溶血时的低渗溶液浓度代表其最大脆性,完全溶血时的溶液浓度代表其最小脆性。在临床工作中,红细胞渗透脆性实验有助于一些疾病的临床诊断。

Under physiological conditions, the osmotic pressure in red blood cells is equal to the osmotic pressure of plasma, and red blood cells maintain a double concave disc shape. The osmotic pressure of 0.9% NaCl solution is similar to that of plasma. A solution with a concentration lower than 0.9% NaCl is called a hypotonic solution. If the red blood cells are placed in a hypotonic solution, water molecules enter the red blood cells due to the difference in osmotic pressure inside and outside the cells, causing them to swell and become spherical. When the concentration is too low, the red blood cells rupture and release hemoglobin, resulting in osmotic hemolysis. Different concentrations of hypotonic liquid have different effects on red blood cells. When in $0.6\% \sim 0.8\%$ NaCl solution, red blood cells will swell to a certain extent. When the concentration drops to $0.42\% \sim 0.46\%$, there will be a part of hemolysis, the concentration is $0.34\% \sim 0.32\%$, all red blood cells rupture and complete hemolysis occurs. Therefore, the resistance of red blood cells to hypotonic fluid is taken as an index of its fragility, that is, red blood cell osmotic fragility. If the red blood cells are more resistant to hypotonic solutions, their brittleness is less, and vice versa. The erythrocyte osmotic fragility test is to drop blood into different concentrations of hypotonic solution and observe its hemolysis. Generally, the concentration of the hypotonic solution at the beginning of hemolysis of red blood cells represents its maximum fragility, and the concentration of the solution at the time of complete hemolysis represents its minimum fragility. In clinical work, the test to determine the osmotic fragility of red blood cells is helpful for the clinical diagnosis of some diseases.

### 实验对象

兔红细胞悬液。

### 实验器材与药品

试管架、小试管 10 支、2 ml 吸管 1 支、吸球 1 个、2 ml 注射器 1 支、9 号注射针头 1 个、1% NaCl 溶液、蒸馏水、记号笔。

### 实验方法和步骤

#### 1. 制备不同浓度的低渗盐溶液

取小试管 10 支,编号并排列于试管架上。按表 8 - 1 向各试管中分别加入不同量的 NaCl 溶液,再向各试管中加入不同量的蒸馏水,使其总体积为 2 ml。

表 8-1  各种低渗盐溶液的配制

| 溶液 | 试 管 编 号 | | | | | | | | | |
|---|---|---|---|---|---|---|---|---|---|---|
| | 1 | 2 | 3 | 4 | 5 | 6 | 7 | 8 | 9 | 10 |
| 1% NaCl(ml) | 1.40 | 1.30 | 1.20 | 1.10 | 1.00 | 0.90 | 0.80 | 0.70 | 0.60 | 0.50 |
| 蒸馏水(ml) | 0.60 | 0.70 | 0.80 | 0.90 | 1.00 | 1.10 | 1.20 | 1.30 | 1.40 | 1.50 |
| NaCl(%) | 0.70 | 0.65 | 0.60 | 0.55 | 0.50 | 0.45 | 0.40 | 0.35 | 0.30 | 0.25 |

**2. 观察红细胞脆性**

用注射器向各试管中注入一滴血液,并使其与盐溶液充分混匀,在室温下放置 1 h,观察混合液色调。所出现的现象可分为下列 3 种:

(1)试管内液体完全变成透明红色,说明红细胞完全破裂溶血,引起红细胞最先出现完全溶血的盐溶液浓度为红细胞对低渗盐溶液的最大抵抗力即最小脆性。

(2)试管下层为浑浊红色,管底有少量沉淀(红细胞),而上层出现透明红色,表示部分红细胞破裂溶血,开始出现部分溶血时的盐溶液浓度为红细胞对低渗盐溶液的最小抵抗力,即最大脆性。

(3)试管下层为浑浊红色,管底有大量红细胞沉淀,上层为无色或为极淡的红色,这表示红细胞没有破裂。

**3. 记录被检红细胞脆性范围**

实验要求

学会配制不同浓度的低渗盐溶液,观察不同盐溶液浓度时红细胞的溶血情况,并记录红细胞的最大脆性及最小脆性。

注意事项

试管应编号并按顺序加入不同量的 1% NaCl 溶液,如果浓度梯度顺序被打乱,则无法解释结果。注射器应保持干燥,避免其他因素引起的溶血。

思考题

1. 为何同一个体的红细胞的渗透脆性不一致?

2. 输液时为何要采用等渗溶液?

3. 等渗液与等张液有何异同?请举例说明。

(周京军  张淑苗)

# 实验 9　ABO 血型鉴定

## Experiment 9　Identification of ABO Blood Type

## 实验目的

1. 理解间接鉴定血型的原理。
2. 掌握人体 ABO 血型鉴定的方法。

To understand the principle of indirect blood group identification.

To master the method of human ABO blood type identification.

## 实验原理

血型是指红细胞膜上特异性抗原的类型,通常说的血型是指红细胞血型。将血型不相容的两个人的血液滴于玻片上,红细胞将聚集成簇,这种现象称为凝集。红细胞凝集的机制是抗原 – 抗体反应,即位于红细胞膜上的抗原与血清中相应的抗体(凝集素)发生免疫反应。在 ABO 血型系统中,血型鉴定就是将检测血液分别加入已知含有 A 凝集素或 B 凝集素的标准血液中,观察凝集现象是否发生,用以判断待检血液红细胞上含何种凝集原,由此确定待检血液的血型。

The blood type refers to the type of specific antigen on the red blood cell membrane. Generally speaking, the blood type refers to the blood type of the red blood cell. Drop the blood of two people with incompatible blood types on a glass slide, and the red blood cells will gather into clusters. This phenomenon is called agglutination. The mechanism of red blood cell agglutination is the antigen-antibody reaction, that is, the antigen located on the red blood cell membrane reacts with the antibody (lectin) in the corresponding serum. In the ABO blood group system, blood group identification is to add the test blood to the standard blood that is known to contain A or B lectin, to observe whether agglutination occurs, and to determine which agglutinogen is contained in the red blood cell to be tested. The blood type of the blood to be tested.

实验对象

人。

实验器材与药品

采血针,玻片,玻棒,棉球,消毒注射器,小试管,记号笔,标准 A、B 血清,生理盐水,75% 乙醇,碘酒。

实验方法和步骤

1. 玻片法(slide method)

用记号笔在玻片两端分别标上 A、B,并各滴加一滴相应的已知标准血清。用 75% 乙醇棉球消毒被测者耳垂或指端,以消毒针刺破皮肤,玻棒采血后分别滴于玻片 A、B 标准血清中。2 ~ 5 min 后观察有无凝集现象,20 ~ 30 min 后再根据有无凝集现象判定血型(图 9 - 1)。

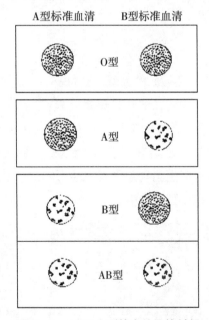

图 9 - 1　ABO 血型检查结果的判断

2. 试管法(test tube method)

先用上述方法采血,滴加 1 ~ 2 滴血液于盛有 1 ml 生理盐水的小试管中混匀,制成红细胞悬液(浓度约 5%)。然后取小试管两支,分别标明 A、B 字样,各加入标准血清与受检红细胞悬液各 1 ~ 2 滴,混匀后低速离心 1 min(1000 r/min),取出试管后轻弹管底,使沉淀物被弹起,在良好的光线下观察结果。若有沉淀物成团飘起,表示发生凝集现象;若沉淀物呈烟雾状逐渐上升,最后试管内液体恢复红细胞悬液状态,则表示未发生凝集现象。

**注意事项**

1. 试管法较玻片法结果准确。

2. 若结果判断困难时,可借助显微镜。

3. 用玻棒蘸血时,都是只蘸一次,避免交叉污染。

4. 红细胞悬液及血清必须新鲜,加用标准血清的试管不能交叉使用,否则可能出现假阳性结果。

**思考题**

1. 统计全班各血型人数所占比例。

2. 如果已知一人为 A 型血,请你设计在无标准血清情况下测知全班人血型的方案。

(李　军　顾晓明)

# 实验 10 心跳起源的分析

## Experiment 10 Genesis Analysis of the Heartbeat

### 实验目的

观察蛙心各部位兴奋与收缩的顺序。分析两栖类动物心脏起搏点和心脏不同部位的自律性高低。

To observe the sequence of excitement and contraction of various parts of the frog's heart. To analyze the pacemaker site of the amphibian heart and the level of autorhythm in different parts of the heart.

### 实验原理

1. 哺乳动物心脏的起搏－传导系统具有自动节律性,但各部分的自律性有等级差别。

2. 正常情况下,窦房结的自律性最高。正常的心脏搏动,每次都由窦房结首先兴奋,然后传导至心房、心室,引起心肌收缩,所以窦房结是心脏的正常起搏点。

3. 两栖动物心脏的结构特点是有两个心房和一个心室,在其背面还有一个静脉窦。其心脏活动顺序为:静脉窦→右心房→心室,起搏点是静脉窦。

The pacing-conduction system of the mammalian heart has automatic rhythm, but the autonomy of each part has different levels.

Under normal circumstances, the autonomy of the sinus node is the highest. Normal heart beats are first excited by the sinus node each time, and then transmitted to the atria and ventricles, causing the myocardium to contract, so the sinus node is called the normal pacemaker of the heart.

The structure of the amphibian heart is characterized by two atria and one ventricle, and a sinus on its back. The sequence of cardiac activity is: venous sinus→right atrium→ventricle, and the pacing point is the venous sinus.

## 实验对象

蛙或蟾蜍。

## 实验器材与药品

蛙类手术器械1套、温觉计、林格液、冰水、40℃热水、丝线。

## 实验方法和步骤

**1. 在体蛙心的制备**(preparation of a frog heart in vivo)

(1)取蛙一只,用蛙针破坏脑和脊髓后,将其仰卧固定在蛙板上。剪开胸骨表面皮肤,再用剪刀沿中线剪开胸骨(剪的过程中剪刀尖须紧贴胸骨,以免损伤内脏和血管),即可见到在灰色心包中跳动的心脏,用眼科镊轻轻夹起心包,用小剪仔细剪开心包,暴露出心脏。

(2)参照图10-1识别静脉窦、心房和心室。

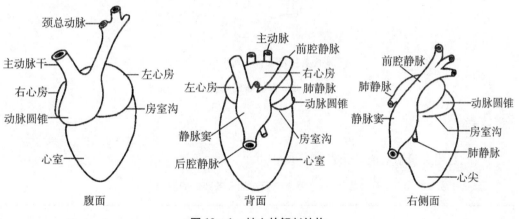

**图 10-1 蛙心的解剖结构**

**2. 实验观察**(experimental observation)

(1)观察温度刺激时蛙心各部位的变化 心脏各部分辨认清楚后,先观察它们的跳动顺序并记录下它们在单位时间内的跳动次数,然后用装有热水的温觉计或小试管,将它们的尖端分别接触(即温度刺激)静脉窦、心房和心室各1 min,同时观察心室跳动频率各有何变化?将温觉计内换成冰水再重复上述实验,观察有何影响?经温度刺激后能使心跳频率发生改变的部位叫静脉窦,这个部位即为心跳的起搏源处。

(2)斯氏结扎(stannius ligature) 将蛙心心尖翻向头端,暴露心脏背面,在静脉窦和心房交界处的半月形白线即窦房沟处将预先穿入的线做一结扎(斯氏第一结扎,图10-2),以阻断静脉窦和心房之间的传导,观察心房和心室是否停止跳动?静脉窦是否仍在跳动? 此时用玻璃针刺激心房或心室能否发生收缩? 心房、心室何时恢复跳动? 待心房和心室恢复跳动后,分别计数 1 min 内静脉窦和心房、心室的跳动次数,比较它们之间的跳动是否一致。

（3）第一结扎实验项目完成后,再在心房与心室之间用线做第二结扎（斯氏第二结扎,图 10-2）,结扎后心室则停止跳动,但心房和静脉窦仍继续收缩,经过长时间的间歇后,心室传导系统又出现自动节律性,心室又开始跳动,但节律更缓慢。分别记录静脉窦、心房和心室的每分钟跳动次数。

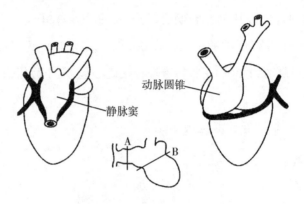

A. 斯氏第一结扎;B. 斯氏第二结扎。

图 10-2 蛙心斯氏结扎位置

实验要求

1. 把上述实验结果记录于表 10-1。

表 10-1 温度改变对蛙心各部位的影响

| 项　　目 | | 静脉窦频率(/min) | 心室频率(/min) |
|---|---|---|---|
| 正　　常 | | | |
| 加温 | 静脉窦 | | |
| | 心房 | | |
| | 心室 | | |
| 冰水 | 静脉窦 | | |
| | 心房 | | |
| | 心室 | | |
| 斯氏第一结扎 | | | |

2.分析实验结果,书写实验报告。

## 注意事项

1.正确使用温觉计,除尖端接触所要刺激的部位外,温觉计不能与心脏其他部位接触,以免影响实验结果。

2.斯氏第一结扎后,如心室长时间不恢复跳动,实行斯氏第二结扎则可能使心室恢复跳动。

## 思考题

1.蛙心静脉窦、心房、心室三者收缩的先后顺序如何,说明什么问题?

2.加温静脉窦、心房、心室对心跳频率各有何影响,为什么?

（付　锋　冯　娜）

# 实验 11　期前收缩和代偿间歇

**Experiment 11**　**Premature Contraction and Compensatory Pause**

## 实验目的

验证心动周期中心脏兴奋性变化的规律及有效不应期长的特点。

To verify the regularity of cardiac excitability changes during the cardiac cycle and the characteristics of long effective refractory period.

## 实验原理

1. 心肌发生一次兴奋后,其兴奋性会发生规律性变化。心肌兴奋性的特点是兴奋后的有效不应期特别长,一直延续到机械反应的舒张期开始之后。因此,在心脏收缩期间,任何刺激都不能引起心肌兴奋与收缩。

2. 在舒张中期以后,正常节律性兴奋到达前,给心脏施加人工的或病理性异常刺激可引起一次提前出现的收缩,称为"期前收缩"或"额外收缩"。

3. 期前收缩也有不应期,当正常起搏点的节律兴奋到达心室时,常常落在这个期前收缩引起的不应期内,因此不能引起心室兴奋与收缩。这样,期前收缩后会出现一个较长时间的间歇期,称为"代偿间歇"。

After an excitement of the myocardium occurs, its excitability will change regularly. The characteristic of myocardial excitability is that the effective refractory period after excitement is particularly long, which lasts as early as the diastolic period of mechanical response. Therefore, during heart contraction, no stimulation can cause the heart muscle to excite and contract.

After mid-diastole, before the arrival of normal rhythmic excitement, artificial or pathological abnormal stimulation to the heart can cause an early contraction, called "premature contraction" or "extra contraction".

Pre-period contraction also has a refractory period. When the rhythmic excitement of the normal pacemaker reaches the ventricle, it often falls within the refractory period caused by the pre-period contraction, so it cannot cause ventricular excitement and contraction. In this way, there will be a longer intermittent period after the preterm contraction, called the "compensatory pause".

### 实验对象

蛙或蟾蜍。

### 实验器材与药品

计算机生物信号采集处理系统、蛙手术器械 1 套、蛙心夹、铁支架、双凹夹、滴管、林格液。

### 实验方法和步骤

1.取蛙一只,破坏其脑和脊髓,暴露心脏。在舒张期用带线的蛙心夹夹住心尖 1 mm。

2.将蛙心夹上的线连至张力换能器,连线应保持垂直,松紧适当。再将张力换能器与计算机生物信号采集设备连接(图 11 – 1)。

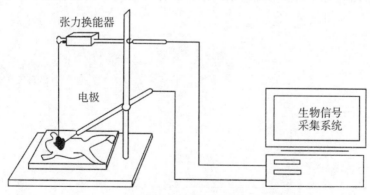

图 11 –1 在体蛙心期前收缩实验仪器连接方法

3.刺激电极正极与静脉窦接触,负极与心室接触,用电脑记录蟾蜍正常的心搏曲线。曲线向上为心室收缩,向下为心室舒张。

4.选择刺激器参数,刺激电压 5 ~ 10 V,波宽 0.5 ms,单刺激。

5.描记几个正常心搏曲线作为对照,然后用电脑控制输出单个电刺激,分别在收缩期和舒张期刺激心室,观察心搏曲线变化(图 11 –2)。

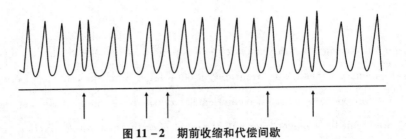

图 11 - 2  期前收缩和代偿间歇

注:箭头表示给予刺激。

实验要求

基本掌握人工产生期前收缩和代偿间歇的方法,要求每组至少做出 2 个典型的期前收缩曲线并撰写实验报告。

注意事项

1. 破坏脑和脊髓要完全,以免实验中动物活动妨碍曲线记录。

2. 实验中应经常滴加林格液湿润心脏。

思考题

1. 在心脏收缩期和舒张早期给心室一个阈上刺激能否引起期前收缩? 为什么? 有何意义?

2. 期前收缩后为什么会出现代偿间歇? 在什么情况下期前收缩后可以不出现代偿间歇?

(付 锋 殷 玥)

# 实验 12　影响心肌活动的化学因素

**Experiment 12**　Effects of Chemical Factors on the Cardiac Activities

## 实验目的

1.学习离体蛙心的灌流方法,了解离体器官的研究方法。

2.观察钠、钾、钙三种离子,肾上腺素,乙酰胆碱等化学因素对心脏活动的影响,加深理解内环境的相对稳定对维持心脏正常活动的重要意义。

To learn the perfusion method of the isolated frog heart and understand the research method of the isolated organ.

To observe the influence of chemical factors such as sodium, potassium, calcium, epinephrine, and acetylcholine on cardiac activity, and deepen the understanding of the importance of the relative stability of the internal environment in maintaining normal cardiac activity.

## 实验原理

1.作为蛙心起搏点的静脉窦能按一定节律自动产生兴奋。只要将离体的蛙心保存在适宜的环境中,在一定时间内它仍能产生节律性兴奋和收缩活动。

2.心肌细胞生物电活动的基础是钠、钾、钙离子等的跨膜离子流,故细胞外液中这些离子浓度的改变会对心脏的活动产生不同的影响。

3.调节心脏活动的神经、体液因素对心脏的直接作用是神经递质或激素与心肌细胞膜相应受体结合,导致心脏活动的增强或减弱。乙酰胆碱和肾上腺素就是通过这种方式发挥作用的。

The venous sinus, which is the pacemaker of the frog's heart, can automatically generate excitement according to a certain rhythm. As long as the isolated frog heart is kept in a suitable environment, it can still produce rhythmic excitement and contraction within a certain period of time.

The bioelectric activity of cardiomyocytes is based on the flow of ions across the membrane, such as sodium, potassium, and calcium. Therefore, changes in the concentration of these ions in the extracellular fluid will have different effects on the activity of the heart.

The direct effect of the nerve and humoral factors that regulate heart activity on the heart is that neurotransmitters or hormones bind to the corresponding receptors on the myocardial cell membrane, leading to an increase or decrease in that activity of the heart. Acetylcholine and epinephrine work in this way.

## 实验对象

蛙或蟾蜍。

## 实验器材与药品

计算机生物信号采集处理系统、蛙类手术器械 1 套、玻璃蛙心插管、蛙心夹、双凹夹、铁支架、张力换能器、丝线、滴管、林格液、0.65% 氯化钠溶液、3% 氯化钙溶液、1% 氯化钾溶液、1∶10 000 肾上腺素溶液、1∶100 000 乙酰胆碱溶液。

## 实验方法和步骤

**1. 蛙心的制备**(frog heart preparation)

(1)暴露蛙心 取蟾蜍一只,毁坏脑和脊髓,将其仰卧固定在蛙板上。从剑突下将胸部皮肤向上剪开或剪掉,然后剪掉胸骨,打开心包,暴露心脏和动脉干。

(2)观察心脏的解剖结构 在腹面可以看到一个心室,其上方有两个心房,心室右上角连着一个动脉干,动脉干根部膨大为动脉圆锥,也称动脉球。动脉向上可分左右两支。用玻璃针从动脉干背部穿过,将心脏翻向头侧,在心脏背面两心房下面,可以看到颜色较紫红的膨大部分,为静脉窦,这是两栖类动物心脏的起搏点。观察静脉窦、心房、心室间收缩的先后关系(图 12 - 1)。

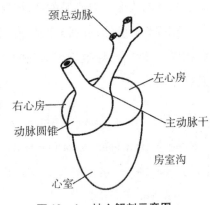

图 12 - 1 蛙心解剖示意图

（3）心脏插管　先用丝线分别结扎右主动脉、左右肺动脉、前后腔静脉，也可以在心脏下方绕一丝线，将上述血管一起结扎，结扎时应特别小心，勿损伤静脉窦，以免引起心脏骤停。结扎时，可用蛙心夹在心舒期夹住心尖，将心脏连线提起，看清楚再结扎。准备插管，在左主动脉下穿一丝线，打一松结，用眼科剪在左主动脉上向心剪斜口（一定要剪破动脉内膜），让心脏里的血尽可能流出（以免插管后血液凝固）。用林格液将流出的血冲洗干净后，把装有林格液的蛙心插管插入左主动脉，插至主动脉球后稍退出，再将插管沿主动脉球后壁向心室中央方向插入，经主动脉瓣插入心室腔内。此时可见插管内液面随心搏上下移动。将预先打好的松结扎紧，并将线固定在插管壁上的玻璃小钩上防止滑脱，用滴管吸去插管内液体，更换新鲜的林格液，小心提起插管和心脏，在上述血管结扎处的下方剪去血管和所有的牵连组织，将心脏离体。此时，离体蛙心已制备成功，可供实验（图 12 - 2）。

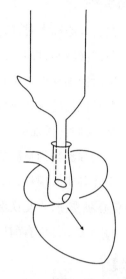

图 12 - 2　插管插入心室示意图

2. **实验装置**（experimental facility）

用试管夹和双凹夹将蛙心套管固定于铁支架上，将心脏通过蛙心夹及连线连至张力换能器，连线应保持垂直，松紧适当。再将张力换能器与计算机生物信号采集系统连接。

3. **实验观察**（experimental observation）

（1）暴露蛙心　取蟾蜍一只，毁坏脑和脊髓，将其仰卧固定在蛙板上。从剑突下将胸部皮肤向上剪开或剪掉，然后剪掉胸骨，打开心包，暴露心脏和动脉干。在心室舒张期，用蛙心夹夹住心尖。

（2）描记正常的蛙心搏动曲线，注意观察心跳频率、强度及心室的收缩和舒张程度。记录一段正常蛙心跳动曲线用作对照。

（3）蛙心插管内的林格液全部更换为等量的0.65%氯化钠溶液，观察心跳变化。

（4）吸出氯化钠溶液，用新鲜林格液反复换洗数次，待心跳曲线恢复正常后，在灌注液内滴加3%氯化钙溶液1~2滴，观察心跳变化。

（5）将含有氯化钙的灌注液吸出，用新鲜的林格液反复换洗，待曲线恢复正常后，在林格液中加1%氯化钾溶液1~2滴，观察心跳变化。

（6）将含有氯化钾的林格液吸出，用新鲜的林格液反复换洗。待曲线恢复正常后，再在灌注液中加1∶10 000肾上腺素溶液1~2滴，观察心跳变化。

（7）将含有肾上腺素的灌注液吸出，用新鲜的林格液反复换洗，待曲线恢复正常后，再在灌注液中加 1 : 100 000 的乙酰胆碱溶液 1～2 滴,观察心跳变化。

## 注意事项

1. 制备蛙心标本时,勿伤及静脉窦。

2. 每次换液时,蛙心套管内液面应保持同一高度。

3. 随时滴加林格液于心脏表面使之保持湿润。

4. 各种试剂的滴管应区分专用,不可混用,以免影响实验结果。

5. 加试剂时,先加 1～2 滴,用滴管混匀后如作用不明显可适当补加,但须逐滴加入,密切观察增加药物剂量后的实验结果。

6. 上述各实验项目,一旦出现作用,应立即将套管内的液体吸出并以新鲜林格液换洗,以免心肌受损,重复换洗几次使心搏曲线恢复正常后方能进行下一步实验。

7. 每项实验都应有前后对照。

## 思考题

1. 正常蛙心搏动曲线的各个组成部分分别反映了什么?

2. 在每个实验项目中,心搏曲线分别出现什么变化,为什么?

3. 将以上实验所得结果归纳起来,说明了什么问题?

4. 每项实验中,套管内液面为什么都应保持相同的高度?

5. 如果你们的实验结果与预期的不同,请找出原因。

6. 查阅资料,说明科学家是如何证实 E、Ach 分别是交感神经和迷走神经递质的?

7. 心迷走神经和心交感神经何者占优势? 如何证明?

(郭海涛　顾晓明)

# 实验 13　降压神经放电

## Experiment 13　Neural Discharge of the Depressor Nerve

### 实验目的

1. 了解引导神经放电的电生理实验方法。
2. 观察家兔减压神经放电波形的特点。

To learn how to induce neural discharge with electrophysiological experimental methods.

To observe the characteristics of neural discharge of the depressor nerve.

### 实验原理

　　神经系统对心血管活动的调节是通过各种反射来实现的,最重要的反射是颈动脉窦和主动脉弓压力感受性反射。动脉压力感受器主要分布于颈动脉窦和主动脉弓区的血管外膜下,为对牵张敏感的感觉神经末梢,它直接感受的是血管壁被机械牵张的程度。当动脉血压升高时,动脉管壁被牵张程度就升高,压力感受器发放的神经冲动也就增多。在一定范围内,压力感受器的传入冲动频率与动脉管壁的扩张程度或动脉血压的高低成正比。主动脉弓压力感受器的传入神经组成减压神经,减压神经并入迷走神经干进入延髓孤束核。而兔主动脉弓神经在颈部自成一束,称为降压神经。在一个心动周期内,随着动脉血压的波动,减压神经的传入冲动频率也发生相应变化。

The nervous system adjusts cardiovascular activities through various reflexes, the most important reflex is the carotid sinus and aortic arch baroreflex. Arterial baroreceptors are mainly distributed under the adventitia of the carotid sinus and the aortic arch area. They are the sensory nerve endings sensitive to stretch. It directly senses the degree of mechanical stretch of the vessel wall. When the arterial blood pressure rises, the degree of distraction of the arterial wall increases, and the nerve impulses sent by the baroreceptors increase. Within a certain range, the frequency of incoming impulses from baroreceptors is directly proportional to the degree of expansion of the arterial wall or the level of arterial blood pressure. The afferent nerve of the baroreceptor of the aortic arch constitutes the decompressive nerve, which merges into the vagus nerve trunk and enters the nucleus of the medulla oblongata. The rabbit aortic arch nerve forms a bundle of its own in the neck, which is called the decompressive nerve. In a cardiac cycle, as the arterial blood pressure fluctuates, the frequency of afferent impulses from the decompression nerve also changes accordingly.

### 实验对象

家兔。

### 实验器材与药品

兔台、哺乳动物手术器械1套(包括手术刀、粗剪、手术剪、眼科剪、止血钳、镊子)、气管插管、玻璃分针、动脉夹、注射器、保护电极、铁支架、丝线、棉绳、皮兜架、计算机音箱、20%氨基甲酸乙酯溶液(或1%戊巴比妥钠溶液)、1:10 000乙酰胆碱溶液、1:10 000去甲肾上腺素溶液、生理盐水、液状石蜡、计算机生物信号采集处理系统。

### 实验方法和步骤

1. 称重后,按5 ml/kg的剂量于兔耳缘静脉注射20%氨基甲酸乙酯溶液(或1%戊巴比妥钠溶液3 ml/kg)。注意麻醉剂不宜过量,注射速度不宜过快,且注意家兔的呼吸频率。

2. 将家兔仰卧放于兔台上,先用四根绳子一端打好扣结,缚扎于四肢踝关节的上方,将绳子拉紧并缚于兔台的铁柱上,再用一根棉绳钩住兔的门齿,将兔头固定在铁杆上。

3. 剪去颈部兔毛,从甲状软骨沿正中线向下做5~6 cm皮肤切口至胸骨上缘,行气管插管。颈总动脉和神经位于气管两侧,分离覆于气管上的胸骨舌骨肌和侧面斜行的胸锁乳突肌,深处可见颈动脉鞘。细心分离鞘膜,即见搏动的颈总动脉和神经。三条神经中,以迷走神经最粗,交感神经其次,降压神经最细。分离降压神经,分离出2~3 cm,神经下穿两根丝线备用。可同时做颈总动脉插管,记录动脉血压。

4. 用血管钳把神经周围的皮肤提起,做成人工皮兜,向皮兜内注入38℃的液体石蜡,浸泡神经,防止神经干燥和保持温度。用玻璃分针仔细分离降压神经后,将其悬挂于引导电极上并固定电极。引导电极的输出端与生物信号采集处理系统的输入通道相连接。

5.通道的输出端与计算机音箱相连,用于降压神经的放电监听。

6.打开计算机,启动生物信号采集处理系统。

7.点击菜单"实验/常用生理学实验",选择"家兔降压神经放电"。

8.观察降压神经放电信号的波形,并辨认其发出的声音,调节音箱音量,使能听到类似火车开动的声音,注意观察神经放电波形的变化规律。

9.静脉注射1∶10 000乙酰胆碱溶液0.3 ml,观察信号波形及其声音的变化。

10.静脉注射1∶10 000去甲肾上腺素溶液0.3 ml,观察信号波形及其声音的变化。

11.结扎备用的两丝线,在两线间切断降压神经,分别在中枢端和外周端记录放电。

## 注意事项

1.室温低时,打开手术灯给动物保温,以免麻醉后体温下降。

2.每一项观察须有对照,并必须待其基本恢复后再进行下一步骤。

## 思考题

1.支配心脏的神经有哪些?各有何作用?

2.在心血管活动调节实验中,为什么常用家兔进行?

3.切断动物降压神经后,信号波形会发生什么变化?为什么?

4.静脉注射乙酰胆碱后,信号波形会发生怎样的变化?原因何在?

5.静脉注射肾上腺素后,信号波形常发生怎样的变化?原因何在?

（裴建明　张淑苗）

## 实验 14　哺乳动物血压的调节

**Experiment 14**　Regulation of Blood Pressure in Mammalian Animals

### 实验目的

1. 学习哺乳动物急性实验技术以及动脉血压的直接测量方法。
2. 观察神经和体液因素在心血管活动调节中的作用。
3. 观察几种药物对血压的影响。
4. 观察循环血量对血压的影响,了解失血性休克的发生机制及一般急救措施。

To master how to record mammalian arterial blood pressure directly.

To observe the influence of nervous and humoral factors on cardiovascular activity.

To observe the effect of several drugs on blood pressure.

To observe the effect of circulating blood volume on blood pressure, to understand the mechanism of hemorrhagic shock and the general first-aid measures.

### 实验原理

动脉血压主要受到心排出量、外周阻力、循环血量以及大动脉管壁弹性等因素的影响。正常情况下人和哺乳动物的血压在一定范围内维持稳定,是神经调节和体液调节共同作用的结果。

心脏受交感神经和副交感神经节后纤维的支配,交感神经兴奋使心率加快,心肌收缩力加强,心排出量增加,血压增高;副交感神经兴奋则心率减慢,心肌收缩力减弱,心排出量减少,血压降低。全身大多数血管受交感缩血管神经单一支配,当其兴奋时,血管平滑肌收缩,血管口径变小,外周阻力增加,血压升高;当交感缩血管神经紧张性降低时,血管扩张,血压下降。

在体液性调节因素中,主要是肾上腺素(E)和去甲肾上腺素(NE),E 对 $\alpha$、$\beta_1$、$\beta_2$ 受体都有兴奋作用,作用于 $\beta_1$ 受体使心肌收缩力增强,心跳加快,心排出量增加(即强心作用),对血管的作用表现为部分外周血管收缩(主要是 $\alpha$ 受体,皮肤和内脏血管),部分血管舒张($\beta_2$ 受体,骨骼肌血管),全身血流阻力变化不大。NE 主要兴奋外周血管上的 $\alpha$ 受体,引起血管收缩,外周阻力增大,舒张压升高;对 $\beta_2$ 受体无兴奋作用;NE 对 $\beta_1$ 受体也有较弱的兴奋作用,使心肌收缩力增强,收缩压升高,但其强心作用远较 E 弱,其升压作用反射性地引起心跳减慢。

生理状态下,哺乳动物血压的相对稳定主要依赖于压力感受器反射。血压的变化刺激颈动脉窦、主动脉弓压力感受器,感觉冲动分别沿窦神经、主动脉神经(在兔自成一束,称为降压神经,depressor nerve)传向延髓的心血管中枢,通过调整心交感中枢、心迷走中枢和交感缩血管中枢的紧张性,从而改变各自传出神经的传出冲动频率,调节心血管活动,维持血压相对稳定。

在失血时,回心血量相应减少,心缩力量减弱,心排出量减少,血管充盈度下降,血流阻力减小,都可使血压下降。当血液丧失到一定量时,超过机体的调节、代偿能力,血压下降幅度较大,出现失血性休克。

为了连续观察与记录血压的变化,动物血压的测定通常用直接插管法,即将连接血压换能器的动脉套管插入动脉内直接测定血压。为了避免凝血,动脉套管内充以抗凝剂。

Arterial blood pressure is mainly affected by factors such as cardiac output, peripheral resistance, circulating blood volume, and the elasticity of the aortic wall. Under normal circumstances, the blood pressure of humans and mammals remains stable within a certain range, which is the result of nerve regulation and body fluid regulation.

The heart is innervated by sympathetic nerves and postganglionic fibers of parasympathetic nerves. Sympathetic nerve excitement accelerates the heartbeat, increases cardiac output and increases blood pressure; parasympathetic nerve excitement slows heart rate, weakens atrial contractility, decreases cardiac output, and lowers blood pressure. Most blood vessels in the body are matched by a single branch of sympathetic vasoconstrictor fibers. When they are excited, vascular smooth muscle contracts, the diameter of the blood vessel decreases, peripheral resistance increases, and blood pressure rises; when sympathetic vasoconstrictor nerve tension decreases, blood vessels expand and blood pressure decreases.

Among the humoral regulators, epinephrine (E) and norepinephrine (NE) are the main factors. E has an excitatory effect on $\alpha$, $\beta_1$, and $\beta_2$ receptors. It acts on $\beta_1$ receptors to increase myocardial contractility and increase heartbeat. Increased cardiac output (that is, heart strengthening effect), the effect on blood vessels is manifested as partial peripheral vasoconstriction (mainly $\alpha$ receptors, skin and visceral blood vessels), partial vasodilation ( $\beta_2$ receptors, skeletal muscle blood vessels ), and systemic blood the flow resistance changes little. NE mainly excites $\alpha$ receptors on peripheral blood vessels, causing vasoconstriction, increased peripheral resistance, and increased diastolic blood pressure, and has no excitatory effect on $\beta_2$ receptors. NE also has a weak excitatory effect on $\beta_1$ receptors, which increases myocardial contractility. Systolic blood pressure increases, but its cardiotonic effect is far weaker than E, and its blood pressure reflexively causes the heartbeat to slow down.

Under physiological conditions, the relative stability of blood pressure in mammals mainly depends on the baroreflex. The change in blood pressure stimulates the carotid sinus and aortic arch baroreceptors, and the sensory impulse is transmitted to the cardiovascular center of the medulla oblongata along the sinus nerve and the aortic nerve ( in rabbits, a self-contained bundle called depressor nerve ). The tension of the sympathetic center, the cardiac vagus center, and the sympathetic vasoconstrictor center can change the frequency of the impulse of each efferent nerve, regulate cardiovascular activities, and maintain the relative stability of blood pressure.

In the event of blood loss, the return blood volume is correspondingly reduced, the contraction force is weakened, the cardiac output is reduced, the blood vessel filling degree is reduced, and the blood flow resistance is reduced, all of which can reduce the blood pressure. When blood loss reaches a certain amount, it exceeds the body's ability to regulate and compensate, blood pressure drops significantly, and hemorrhagic shock occurs.

In order to continuously observe and record changes in blood pressure, animal blood pressure is usually measured by direct intubation, that is, an arterial cannula connected to a blood pressure transducer is inserted into the artery to directly measure blood pressure. To avoid clotting, the arterial cannula is filled with anticoagulant.

实验对象

家兔。

实验器材与药品

哺乳动物手术器械和手术台、计算机生物信息采集处理系统、血压换能器、动脉插管、试管夹、双凹夹、铁支柱、动脉夹、三通活塞、电刺激器、保护电极、注射器、有色丝线、纱布、棉球、20%氨基甲酸乙酯、0.5%肝素生理盐水、0.01%肾上腺素、0.01%去甲肾上腺素、液状石蜡。

### 实验方法和步骤

#### 1. 实验装置(experimental facilities)

将血压换能器与二道生理记录仪的血压放大器或计算机生物信息采集处理系统输入端相连,记录仪外接标记与电刺激器的刺激记号和时标相连。用试管夹把血压换能器固定在铁支柱上,与动物心脏大致在同一水平上。血压换能器与三通活塞相连。三通活塞的两个接头分别与塑料动脉插管和注射器相连。将动脉插管插入动脉前,先用盛有肝素盐水的注射器与三通活塞相连,旋动三通活塞上的开关,使动脉插管与注射器相通,推动注射器,使动脉插管内充满0.5%肝素溶液,关闭三通活塞,然后进行血压定标。

#### 2. 麻醉与手术(anesthesia and operation)

(1)麻醉　称体重并固定家兔,将20%氨基甲酸乙酯(5 ml/kg)自耳缘静脉注射,一般宜在兔耳静脉的中远段刺入,不可在近耳根处,否则需再次注射时比较困难。如果针头在静脉内就会看到血管内的血液向前推去,推注药液时阻力很小,注射部位的周围组织也不隆起。注射速度宜慢,同时密切观察动物呼吸情况。

(2)手术　麻醉后,使之仰卧于兔台上,用绳把四肢套上并固定于兔台两侧的梯形木板上,用兔头夹固定好,并开亮底部的电灯以便保温,然后进行手术。

①气管插管术:沿颈部正中线做长5~7 cm的切口,用止血钳分离皮下组织以暴露胸骨舌骨肌,然后再用止血钳于正中线分离肌肉以露出气管,在气管下穿一棉线提起气管(穿棉线时应注意将气管与大血管和神经分开)。然后用手术刀或手术剪将气管做一"⊥"形切口,再将气管插管自切口处向肺方向插入,用棉线扎紧固定以防滑出。气管插管术至此完成。

②分离颈部迷走神经、交感神经、降压神经和颈总动脉:迷走神经、交感神经、降压神经和颈总动脉都在气管两侧的颈动脉鞘内,因此分离前可先用手指按触气管旁的颈部组织,根据动脉搏动来确定颈总动脉的位置,沿此方向容易找到颈总动脉。在颈总动脉旁有束神经与其伴行,这束神经中包含有迷走神经、交感神经、降压神经。用左手从颈后皮肤外,把一侧颈部组织向上顶起,小心分离颈动脉鞘,仔细识别3条神经,其中迷走神经最粗最白,一般位于外侧;降压神经最细(头发粗细),一般位于内侧;交感神经为浅灰色,粗细与位置介于上述两神经之间。用玻璃分针先分离降压神经和交感神经,然后分离颈

总动脉及迷走神经,每条神经分离出 2 ~ 3 cm,在各条神经下穿一条生理盐水浸泡过的不同颜色的丝线以便区别。颈总动脉下穿一条线备用。本实验可分离左侧颈总动脉供插动脉套管用,神经则以分离右侧好。右侧颈总动脉亦要分离,准备提拉(或夹闭)时用。在上述手术过程中必须注意及时止血,小血管破裂出血时,则用止血钳夹住出血点并用丝线结扎止血。

③插动脉套管(连三通管):钝性分离左颈总动脉,靠动物头侧的部分尽可能多分离些,并在其远心端穿线结扎,用动脉夹夹住动脉的近端。在此段血管下穿一条线以备套管插入后结扎用。用眼科剪在尽可能靠远心端处做一斜形切口,约剪开管径的一半,然后把动脉套管经切口向心脏方向插入动脉,用已穿好的丝线扎紧插入动脉的套管尖端部分,并以同一丝线在套管的侧管上缚紧固定,以防套管从插入处滑出。三通管的一侧记录血压,另一侧连接预先含有适量肝素生理盐水的 50 ml 注射器,并暂时夹闭导管,以备放血用。

④在右侧腹直肌旁做 6 cm 长的纵行中腹部切口,钝性分离肌肉,打开腹腔后,找出一段游离度较大的小肠袢,轻轻从腹腔拉出,放在微循环恒温灌流盒内,在显微镜下观察肠系膜微循环。

⑤在耻骨联合上剪毛,做下腹部正中切口,长 5 cm。找出膀胱,在膀胱三角区找出双侧输尿管入口,分离双侧输尿管,插入输尿管导管,记录每分钟尿滴数。

⑥在股部一侧股三角处触摸股动脉的跳动,然后沿其内侧做一切口,稍加分离即可见到股动脉、股静脉与股神经。仿照插颈动脉套管的方法,分离股静脉,并用线把股静脉的远心端结扎,按照插动脉套管的方法,在股静脉的向心端缚一松结,用剪刀在松结下方的静脉上剪一横口,将直套管经切口向心脏方向插入,扎紧松结,将直套管固定在静脉内,插入前,直套管内应预先装满生理盐水,并将橡皮管与灌注瓶或滴定管相连。

**3. 观察项目**(observation item)

(1)观察并记录正常血压曲线、心搏曲线、尿滴数和肠系膜微循环血压曲线,有时可以看到三级波(图 14 - 1)。

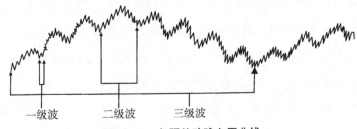

一级波　　二级波　　三级波

图 14 -1　兔颈总动脉血压曲线

一级波(心搏波):因心室舒缩所引起的血压波动,心缩时上升,心舒时下降。频率与心率一致。但由于记录系统有较大的惯性,波动幅度不能真实地反映出收缩压与舒张压的高度。

二级波(呼吸波):因呼吸运动引起的血压波动,吸气时上升,呼气时下降。

三级波:不常出现,可能是由于血管运动中枢紧张性的周期性变化所致。

(2)牵拉颈总动脉　手持右颈总动脉远心端上的牵拉线向上牵拉 5 s,观察动脉血压变化。注意同时做出刺激标记。

(3)夹闭颈总动脉　动脉夹夹闭右颈总动脉 5~10 s,并按上法同时做出刺激标记,观察心搏与血压有何变化。

(4)刺激降压神经　将左侧降压神经结扎、剪断,以中等强度电流连续刺激其中枢端,观察心搏与血压有何变化。

(5)剪断和刺激交感神经对兔耳血管网的影响　首先观察左耳血管网的数目和充血情况,然后结扎左交感神经,并在结扎线的尾侧剪断该神经,等待片刻后观察左耳血管网的情况。然后用中等强度的电刺激左交感神经的头侧端(外侧端),观察左耳血管网的变化情况。撤除刺激后,稍待片刻,再观察血管网的数目和充血情况。

(6)刺激迷走神经　结扎迷走神经,于结扎线头侧将神经剪断,然后用中等强度电流刺激其剪离端,观察血压与心率的变化。

(7)静脉注射肾上腺素和去甲肾上腺素　先后分别由耳缘静脉注入 0.01% 肾上腺素和 0.01% 去甲肾上腺素 0.2~0.3 ml,分别观察血压与心率变化。

(8)失血的影响　打开颈总动脉插管与注射器相连的侧管,使血液从颈总动脉流入注射器,一直到血压下降了 40 mmHg(5.33 kPa)时即停止放血,观察血压、尿滴数和肠系膜微循环有何变化。

(9)输液的作用　把注射器内的血液回输入动脉,并自股静脉输入适量的生理盐水,观察血压、尿滴数和肠系膜微循环是否恢复。

### 注意事项

1. 分工明确,各司专职,专职者必须掌握好有关的技术方法,保证实验顺利进行。

2. 用兔进行实验,最易使动物发生死亡的原因为麻醉剂注射过快或过量;颈部手术时误伤动脉分支或动脉插管滑脱或破裂,造成失血。应特别注意这两点。

3. 各导管和注射器要肝素化,并注意各管保持通畅,随时缓慢推注,以防凝血。

4. 每观察一项后,必须等血压基本恢复正常水平时,再进行下一项观察。

5. 每次注射药物后,应立即用另一注射器注射生理盐水 0.5 ml,以防残留在血管内的药物影响下一药物的效应。

6.在整个实验中,经常注意动物状况及动脉插管处的情况,发现漏血或导管内被凝血块阻塞时,应及时处理。

**思考题**

1.解释本次试验各项结果,并说明其与正常血压的维持和调节有何关系?

2.在降压反射活动中,降压神经和迷走神经的作用有何不同?

3.刺激完整的降压神经,血压如果不出现变化,可能的原因是什么?

4.从血压形成的机制,解释失血性休克的发生及表现。

（周京军　贾　敏）

# 实验 15　人体动脉血压的测定

**Experiment 15**　Measurement of Human Arterial Blood Pressure

## 实验目的

1. 掌握血压的概念与成因,血压间接测定法的原理与血压的表示方法。
2. 正确掌握人体动脉血压测定的操作技术。

　　To grasp the concept and cause of blood pressure, the principle of indirect blood pressure measurement and the expression method of blood pressure.

　　To master the correct operation technique of measuring human arterial blood pressure.

## 实验原理

　　人体的动脉血压是用血压计与听诊器间接测定的。血压测量的部位通常是在上臂的肱动脉。在正常情况下,血液在血管中的流动是没有声音的,如果血流流经狭窄处形成涡流,则可通过听诊器听到涡流所发出的声音。用血压计的打气球将空气打入缚于上臂的袖带中,当其压力超过收缩压时,完全阻断了肱动脉内的血流,此时将听诊器置于被压迫的肱动脉的远端,听不到任何声音,也触摸不到肱动脉的波动;徐徐放气降低袖带内压,当囊内压等于或略低于收缩压,在收缩压峰值时,少量血液通过被压迫的部位,可听到与心搏一致的血管涡流声;继续放气,当袖带内压在肱动脉收缩压与舒张压之间的时候,血液因断续流过受压血管而形成涡流,此时在被压的肱动脉远端即可听到断续的声音,随着囊内压的不断降低,此断续声音由弱到强,又逐渐减弱,此时又可以触摸到肱动脉的搏动。如果继续放气,以致外加压力等于舒张压时,则血管内血流由断续变成连续,声音突然由强变弱或者消失。因此,动脉内血流刚能发出声音时的最大外加压力相当于收缩压,而动脉内血流的声音突变或消失时的外加压力则相当于舒张压。

　　The arterial blood pressure of the human body is measured indirectly with a sphygmomanometer and a stethoscope. The blood pressure measurement site is usually the brachial artery of the upper arm. Under normal circumstances, the blood flowing in the blood vessels is silent. If the blood flows through the stenosis and forms a vortex, the sound of the vortex can be heard through the stethoscope. Use a sphygmomanometer to blow air into the cuff tied to the upper arm. When the pressure exceeds the systolic pressure, it completely blocks the blood flow in the brachial artery. At this time, place the stethoscope on the compressed brachial artery. At the end, no sound can be heard, nor can you feel the fluctuation of the brachial artery; slowly deflate to reduce the internal pressure of the cuff. You can hear the vortex sound of blood vessels consistent with your heartbeat; continue to deflate. When the pressure in the cuff is between the systolic and diastolic pressures of the brachial artery, the blood flows intermittently through the compressed blood vessels to form a vortex. Intermittent sound can be heard at the distal end of the compressed brachial artery. As the intra-sac pressure decreases, the intermittent sound gradually weakens from weak to strong. At this time, the pulse of the brachial artery can be felt. If you continue to deflate, so that the applied pressure equals the diastolic pressure, the blood flow in the blood vessel changes from intermittent to continuous, and the sound suddenly changes from strong to weak or disappears. Therefore, the maximum applied pressure when the blood flow in the artery can produce sound is equivalent to the systolic pressure, and the applied pressure when the sound of the blood flow in the artery changes or disappears is equivalent to the diastolic pressure.

实验对象

人。

实验器材与药品

听诊器、水银血压计。

实验方法和步骤

**1. 实验步骤**(experimental procedure)

(1)熟悉血压计的结构  血压计由检压计、袖带和打气球三部分组成。检压计是一个标有刻度的玻璃管,其刻度一边以 mmHg 为单位,另一边以 kPa 为单位,上端通大气,下端与水银槽相通。袖带是一个外包布套的长方形橡皮囊,借橡皮管分别和检压计的水银槽及打气球相通。打气球是一个带有螺丝帽的橄榄球状橡皮囊,螺丝帽的拧紧和放松是用来供充气或放气之用的。

（2）测量动脉血压的方法 ①让受试者脱去一臂衣袖,静坐桌旁5~15 min;②松开血压计上橡皮气球的螺丝帽,驱出袖带内的残留气体,然后将螺丝帽旋紧;③让受试者前臂平放于桌上,手掌向上,使前臂与心脏位置等高,将袖带缠于此上臂,袖带下缘距肘关节约2 cm,松紧适宜;④将听诊器的耳器塞入检查者外耳道,务必使耳器的弯曲方向与外耳道一致;⑤在肘窝内侧检测者先将手指触及受试者肱动脉搏动所在,而后将听诊器放置其上（图15-1）。

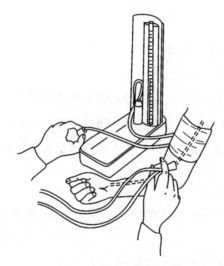

**图15-1 人体动脉血压的测定**

**2. 观察项目**（observation items）

（1）用打气球将空气打入橡皮气囊内,使血压表水银柱逐渐上升到听诊器已听不到动脉音后,再继续打气使水银柱再上升20 mmHg(2.66 kPa),随即松开打气球螺丝帽,徐徐放气,降低囊内压力,在水银柱缓缓下降的同时仔细听诊,在一开始听到"嘣嘣"样的第一声动脉音时,此时血压计上所示的水银刻度即代表收缩压。

（2）继续缓慢放气,此时声音有一系列的变化,先由低到高,而后由高突然变低,最后则完全消失。在声音由强突然变弱或者声音突然消失的时候,血压计上所示的水银刻度即代表舒张压。

（3）如果认为所测量数值准确,则以一次测定为准,如果认为所测数值不准确,可重复测量1~2次。血压常以"收缩压/舒张压 mmHg"记录（如120/70 mmHg,表示收缩压为120 mmHg,舒张压为70 mmHg）,血压的国际单位为 kPa,1 mmHg = 0.1333 kPa,故120/70 mmHg = 15.96/9.31 kPa。

（4）触诊法。用按触桡动脉脉搏的方法来测定肱动脉的收缩压。操作与听诊的方法基本相同,所不同者系手指先按触桡动脉脉搏,再用橡皮球打气使气袖充气,压迫肱动脉,直至桡动脉搏动消失为止,然后缓慢放气至开始出现脉搏时,此时血压表上所示刻度即为收缩压。按触桡动脉脉搏所测得的收缩压比听诊法稍低,且此法仅能测出收缩压,不能测出舒张压。

(5)观察运动后的血压变化。把连在橡皮囊上的橡皮管的接头拆开,令受试者就地反复做立正—下蹲(同时两手向前平伸)—立正的动作,按每秒下蹲一次的速度,下蹲50次左右,运动完毕后立即坐定,迅速测量血压。此时的血压与运动前的血压比较,有何差别?

## 注意事项

1. 实验室内保持安静,利于听诊。

2. 袖带松紧适中,不宜太紧或太松。

3. 缠袖带的上臂应与心脏同高,血压计袖带应缚在肘窝以上。听诊器胸件不能放在袖带底下进行测量,应放在袖带下方的肱动脉搏动位置上,胸件不要压得太紧或太松。

4. 发现血压超出正常范围时,应让受试者稍做休息后再行测量。

## 思考题

1. 什么是血压?舒张压和收缩压的形成原因是什么?影响血压的因素有哪些,它们分别有什么作用?

2. 轻度运动后血压为什么会发生变化?

3. 用方差分析的方法统计全班同学的血压。

(李 娟 樊 荣)

# 实验 16 膈神经放电

**Experiment 16** Neural Discharge of the Phrenic Nerve

## 实验目的

1. 观察与呼吸运动节律同步的膈神经集群放电现象。
2. 加深认识呼吸中枢的节律性兴奋的传出途径。
3. 了解传出神经自发放电的记录方法。

To observe the discharge phenomenon of the phrenic nerve cluster synchronized with the rhythm of respiratory movement.

To deepen the understanding of the efferent route of rhythmic excitement in the respiratory center.

To understand the recording method of spontaneous discharge of efferent nerve.

## 实验原理

脑干呼吸中枢发放的节律性冲动,通过支配呼吸肌的膈神经和肋间神经引起膈肌和肋间肌的节律性舒缩活动,从而引起节律性的呼吸运动。体内外各种刺激对呼吸运动的影响能从引导膈神经传出纤维的放电活动上反映出来。因此,膈神经放电常作为观测呼吸运动的一个指标。

The rhythmic impulse emitted by the respiratory center of the brainstem induces the rhythmic diastolic activity of the diaphragm and intercostal muscles through the phrenic nerve and the intercostal nerve innervating the respiratory muscles, thereby causing rhythmic respiratory movement. The influence of various stimuli inside and outside the body on respiratory movement can be reflected in the discharge activity of the efferent fibers that guide the phrenic nerve. Therefore, the discharge of the phrenic nerve is often used as an indicator to observe the respiratory movement.

实验对象

家兔。

实验器材与药品

生物信号采集处理系统、呼吸换能器、哺乳动物手术器械(包括手术刀、粗剪、手术剪、眼科剪、止血钳、镊子)、气管插管、引导电极及固定架、玻璃分针、10ml 及 20ml 注射器各 1 支、20% 氨基甲酸乙酯溶液(或 1% 戊巴比妥钠溶液)、5% 尼克刹米溶液、生理盐水、液状石蜡。

实验方法和步骤

(1)称重后,按 5 ml/kg 的剂量于兔耳缘静脉注射 20% 氨基甲酸乙酯溶液(或 1% 戊巴比妥钠溶液 3 ml/kg)。注意麻醉剂不宜过量,注射速度不宜过快,且注意家兔的呼吸频率。

(2)将家兔仰卧放于兔台上,先用四根绳子一端打好扣结,缚扎于四肢踝关节的上方,将绳子拉紧并缚于兔台的铁柱上,再用一根棉绳钩住兔的门齿,将兔头固定在铁杆上。剪去颈部手术部位毛发,从甲状软骨沿正中线向下做 5 ~ 6 cm 皮肤切口至胸骨上缘,行气管插管。

(3)分离膈神经。

方法 1:在颈外静脉和胸锁乳突肌之间向纵深分离,直至气管旁可见较粗的臂丛神经后再向后外方向行走。膈神经较细,紧靠臂丛内侧向后内侧行走,在臂丛腹面横过形成交叉。认清膈神经后,用玻璃分针将膈神经向上分离出 1 ~ 2 cm 穿线备用。

方法 2:将兔右侧胸壁去毛,沿胸骨右缘做一 3 ~ 4 cm 长纵切口,钝性分离肌层,充分暴露 7、8、9 肋骨,肌肉渗血较多时可用盐水纱布压迫止血或结扎止血。用大止血钳平行地靠紧胸骨右缘自 9、10 肋间插入,于 6、7 肋间穿出并夹紧,并按此方法平行另夹一把止血钳。在两钳间剪断上述 3 根肋骨,打开右侧胸腔,将镊子柄或刀柄插入切口内向左轻轻推开心脏,深部可见行走于下腔静脉下方的膈神经。用血管钳把神经周围的皮肤提起,做成人工皮兜,向皮兜内注入 38℃ 的液体石蜡,浸泡神经,防止神经干燥和保持温度。用玻璃分针仔细分离膈神经后,将其悬挂于引导电极上并固定电极。连接呼吸换能器。

(4)分离两侧迷走神经,穿线备用。

(5)将两对引导电极连接生物信号采集处理系统的两个通道,记录膈神经放电波形及动物呼吸运动。

(6)打开计算机,启动生物信号采集处理系统。

(7)点击菜单"实验/常用生理学实验",选择"膈神经放电"。

（8）观察正常呼吸运动与膈神经放电间的关系。

（9）观察吸入气中 $CO_2$ 浓度增加对膈神经放电及呼吸运动的影响。将连有胶管的气管插管入气端与气瓶排气管平行放入一烧杯中，打开气阀调节流量，以免吸入高浓度 $CO_2$，观察膈神经放电及呼吸运动变化。

（10）观察增大无效腔对放电及呼吸运动的影响。在气管插管入气端连接一长 50 cm 的胶管增大无效腔，观察其对膈神经放电及呼吸运动的影响。

（11）观察尼克刹米对膈神经放电及呼吸运动的影响。由耳缘静脉注入 5% 尼克刹米溶液 1 ml，观察膈神经放电及呼吸运动变化。

（12）观察迷走神经对膈神经放电及呼吸运动的影响。先切断一侧迷走神经，观察膈神经放电及呼吸运动有何变化，再切断另一侧迷走神经，观察膈神经放电及呼吸运动有何变化。

## 注意事项

1. 麻醉不宜过浅，以免动物躁动，产生肌电干扰。

2. 分离膈神经时应轻柔、干净，避免过度牵拉神经。

3. 每项观察内容结束后，必须待膈神经放电与呼吸运动恢复正常后再进行下一步操作。

## 思考题

1. 膈神经放电与呼吸运动间有何关系？

2. 切断一侧及双侧迷走神经后，膈神经放电有何变化？为什么？

3. 吸入高浓度 $CO_2$ 后，膈神经放电有何变化？为什么？

4. 静脉注入尼克刹米后，膈神经放电有何变化？为什么？

5. 增大无效腔对膈神经放电有何影响？为什么？

（郭海涛　顾晓明）

# 实验 17 胸膜腔内压和气胸

## Experiment 17 Intrathoracic Pressure and Pneumothorax

### 实验目的

1. 学习胸膜腔内压力(胸内压)的测量方法。
2. 验证胸内负压的存在。

To learn how to measure intrathoracic pressure (pleural pressure).

To verify the existence of intrathoracic pressure.

### 实验原理

胸内压通常低于大气压,称为胸内负压。平静呼吸时,胸内压随呼气和吸气而升降。如果因创伤或其他原因使胸膜腔与大气相通,形成开放性气胸,胸内压与大气压相等,则肺随之萎缩。

Intrathoracic pressure, usually lower than atmospheric pressure, is called intrathoracic negative pressure. When breathing calmly, intrathoracic pressure rises and falls with exhalation and inhalation. If the pleural cavity is connected to the atmosphere due to trauma or other reasons, an open pneumothorax is formed, and the intrathoracic pressure is equal to the atmospheric pressure, and the lungs shrink accordingly.

### 实验对象

家兔。

### 实验器材与药品

兔台、手术器械、计算机生物信号采集处理系统、压力换能器、胸内套管或粗针头、3%戊巴比妥钠溶液。

**实验方法和步骤**

1. **装置仪器**（equipments and instruments）

将胸内套管（粗针头）的尾端用硬质塑料管连至压力换能器（换能器内不灌注液体），换能器的连接线连接至计算机生物信号采集处理系统。在胸膜腔穿刺之前，换能器经套管（或针头）与大气相通（图 17 - 1）。

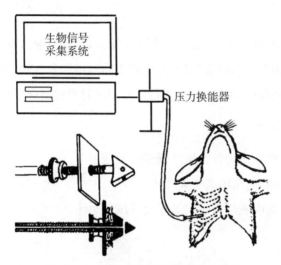

**图 17 - 1　胸内负压的测量和记录装置**

2. **手术准备**（operation preparation）

自家兔耳缘静脉按体重 30 mg/kg 用戊巴比妥钠麻醉，将其背位固定于兔台上，剪去右侧胸部和剑突部位的毛。在兔右胸第 4、5 肋骨之间沿肋骨上缘做一长约 2 cm 的皮肤切口。将胸内套管的箭头形尖端从肋间插入胸膜腔后，迅即旋转 90°并向外牵引，使箭头形尖端的后缘紧贴胸廓内壁；将套管的长方形固定片同肋骨方向垂直，旋紧固定螺丝，使胸膜腔保持密封而不致漏气。此时可见测得的压力曲线下降，表示胸内压低于大气压，为生理负值。也可用粗的穿刺针头（或粗针头尖端磨圆、侧壁另开数小孔）代替胸内套管，则不需切开皮肤即可插入胸膜腔，而后用胶布将针尾固定于胸部皮肤上。但此法针头易被血凝块或组织所堵塞，应加以注意。

3. **实验项目**（experimental items）

（1）平静呼吸时胸内负压　记录平静呼吸时胸内压的变化，比较吸气时和呼气时胸内压的变化情况。

（2）气胸时胸内压的变化　先从上腹部切开，将内脏下推，可观察到膈肌运动，然后沿第 7 肋骨上缘切开皮肤，用止血钳分离切断肋间肌及壁层胸膜，造成约 1 cm 长的创口，使胸膜腔与大气相通形成气胸。观察肺组织是否萎陷，胸内压是否仍低于大气压并随呼吸而升降。

（3）恢复胸腔密闭状态时的胸内压　迅速关闭创口，用注射器抽出胸膜腔中的气体，能否见到胸内负压重新出现，且随呼吸运动而变化？

## 实验要求

了解胸内负压的存在及形成机制，记录胸腔内压力的变化并分析其机制。

## 注意事项

1. 插胸内套管时，切口不可过大，动作要迅速，以免空气漏入胸膜腔过多。
2. 用穿刺针时不要插得过猛过深，以免刺破肺泡组织和血管，形成气胸或出血过多。
3. 一旦不慎形成气胸，可迅速关闭创口，并用注射器抽出胸膜腔中的气体。

## 思考题

1. 平静呼吸时，胸内压为什么始终低于大气压？
2. 在什么情况下胸内压可高于大气压？
3. 形成气胸时，胸内压是否一定等于大气压？为什么？

（郭海涛　李　娟）

## 实验 18　人体肺通气功能的计算机实时测定

**Experiment 18**

**Real Time Determination of Pulmonary Ventilation Function with Computer System**

### 实验目的

1. 学习使用肺量计测定肺容量的方法。

2. 掌握衡量肺通气功能常用指标的概念和正常值,加深理解肺容量指标对评定肺功能的意义。

To learn how to use a spirometer to measure lung volume.

To grasp the concepts and normal values of commonly used indicators to measure lung ventilation function, and to deepen the understanding of the significance of lung volume indicators in assessing lung function.

### 实验原理

肺的主要功能是进行气体交换,以维持体内正常的新陈代谢。由于肺与外界大气不断地进行气体交换,所以肺的通气功能是评定肺功能的重要指标。在肺通气过程中,肺容量会随着呼吸运动方式的不同发生相应的变化。

The main function of the lung is to exchange gas to maintain normal metabolism in the body. Due to the continuous gas exchange between the lungs and the outside atmosphere, the ventilation function of the lung is an important index for evaluating lung function. During pulmonary ventilation, the lung volume will change accordingly with the difference in respiratory movement.

### 实验对象

人。

### 实验器材与药品

肺量计、张力换能器、生物信号采集处理系统、橡皮吹嘴、鼻夹、75% 乙醇。

**实验方法和步骤**

### 1. 肺量计的基本结构（图 18 - 1）

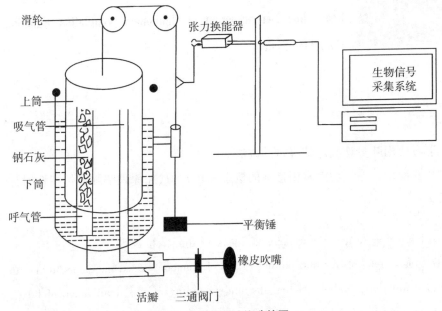

图 18 - 1 肺量计构造简图

肺量计主要由两个圆筒组成:下筒内盛满水,筒中央有两个通气管,一个为吸气管,一个为呼气管(呼气管内盛有钠石灰,用以吸收呼出气体中的 $CO_2$),管的上口露出水面,下口通过三通阀门与外界相通;上筒倒浸于下筒的水中,筒内充满氧气。三通阀门与氧气瓶相连。上筒的重量通过提线经滑轮与对侧的平衡锤保持平衡。当受试者通过橡皮吹嘴进行呼吸时,呼吸气可经通气管进出肺量计,上筒即随之上下移动。张力换能器随之变化,并将信号传导至生物信号采集处理系统,记录呼吸气量变化的曲线,称为肺通气曲线图(图 18 - 2)。

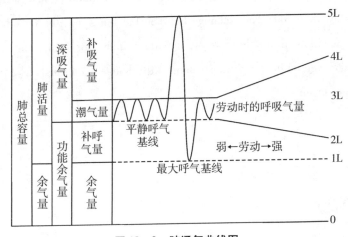

图 18 - 2 肺通气曲线图

**2. 肺量计的准备和检查**

(1)加水到水平面指示刻度以保持肺量计死腔的恒定。

(2)检查肺量计有无漏气。方法是将浮筒提起,使肺量计充气至半满,转动三通开关,关闭肺量计使其与大气隔绝,在浮筒上放置约250 g重物,记录水平线,半小时后若水平线位置固定不动,表示肺量计密闭不漏。

(3)呼气管内放入固定数量的钠石灰。不可放入过多,以免影响肺量计死腔容量。

**3. 肺通气容量的测定方法**

(1)打开阀门,将肺量计的浮筒提起,使筒内充满空气5～8 L,然后关闭阀门。准备好记录装置。

(2)受试者背向肺量计闭目静坐,口中衔好用乙醇消毒过的橡皮吹嘴,用鼻做平静呼吸。

(3)用鼻夹夹受试者鼻子,让受试者用口呼吸。待受试者习惯用口呼吸后,旋转三通开关,记录潮气量。

**4. 观察项目**

(1)潮气量、补吸气量、补呼气量和肺活量的测定  描记5～6次平静呼吸曲线后,让受试者在一次平静吸气末,做一次最大限度地深呼气。随后,在一次平静呼气之末,做一次尽力地深吸气,继之再尽力地深呼气。根据记录,测量出潮气量、补吸气量、补呼气量和肺活量。

(2)时间肺活量的测定  肺量计重新换以空气5～8 L。让受试者口衔橡皮吹嘴,夹住鼻子用口呼吸,记录3～4次平静呼吸后,让受试者最大限度地吸气,在吸气末让其屏气1～2 s,继之让受试者用最快的速度用力深呼气,直到不能再呼出为止。从计算机生物信号采集系统上读出第一秒、第二秒和第三秒内呼出的气量,并计算出它们占全部呼出气量的百分率。图18-3是时间肺活量曲线。

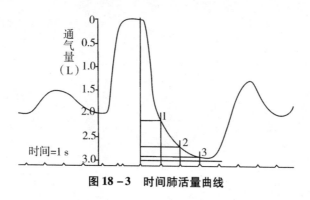

图18-3  时间肺活量曲线

(3)最大通气量测定  受试者按测量口令在15 s内尽力做最深且最快的呼吸,根据曲线高度计算15 s内呼出气(或吸入气)的总量,然后乘以4,即为每分钟最大通气量。

实验要求

了解肺容量的概念,记录肺容量各组分的值。

注意事项

1. 注意对橡皮吹嘴的消毒,测量时应避免从鼻孔或口角漏气。

2. 使用肺量计前要检查是否漏气漏水。

3. 为确保测试成功,每次测定记录前令受试者先练习两次。

思考题

1. 肺活量与时间肺活量的生理意义有何不同?

2. 如何评价肺容量与肺通气量。

(周京军 李 娟)

# 实验 19　尿生成的影响因素

**Experiment 19**　Influencing Factors on Urine Production

## 实验目的

通过观察影响尿生成的若干因素,加深对尿生成过程及其调节机制的理解。

By observing several factors that affect urine production, deepen the understanding of the process of urine production and its regulatory mechanism.

## 实验原理

尿生成的过程包括肾小球的滤过,肾小管、集合管的选择性重吸收和分泌三个基本环节。凡能影响上述过程的因素,都可以影响尿的生成,从而引起尿的质或量发生改变。

The process of urine production includes three steps: glomerular filtration, renal and collecting tubules selective reabsorption, and secretion. Factors that influence these above steps can lead to the changes of urine quality and volume.

## 实验对象

家兔。

## 实验器材

兔手术台、哺乳动物手术器械、生物信号采集处理系统、血压换能器、记滴器、动脉插管、气管插管、膀胱插管、注射器、试管及试管夹、酒精灯、20% 氨基甲酸乙酯溶液、生理盐水、20% 葡萄糖溶液、1:10 000 去甲肾上腺素溶液、垂体后叶素、肝素、呋塞米(速尿)、班氏试剂。

## 实验方法和步骤

**1. 动物准备**(prepare the animals)

耳缘静脉注射 20% 氨基甲酸乙酯溶液(5 ml/kg)麻醉家兔,将其仰卧位固定于兔手术台。

**2.手术(operation)**

(1)颈部手术　①分离右侧迷走神经,穿上丝线备用。②分离左侧颈总动脉,做动脉插管。插管内应预先充满肝素溶液,并通过血压换能器连接到计算机生物信号采集系统,描记血压。

(2)腹部手术　在耻骨联合上方,沿正中线做约3 cm 的切口,沿腹白线剪开腹壁,将膀胱移出体外。辨认清楚膀胱结构后,选择血管较少部位做一小切口,插入膀胱插管,用粗线结扎固定(图19-1)。注意保持插管与输尿管之间的畅通,避免堵塞。然后将插管与记滴器连接,并接至计算机生物信号采集系统,记录尿量。

在颈部、腹部手术完毕后,均用浸有38℃的生理盐水纱布覆盖创面。

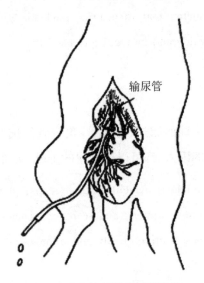

输尿管

**图19-1　家兔输尿管插管导尿法**

**3.连接实验装置(instrument connecting)**

(1)将血压换能器和记滴器分别连接在生物信号采集处理系统的相应通道上,刺激输出连接保护电极。

(2)打开计算机,启动生物信号采集处理系统。

**4.实验观察(experimental observation)**

(1)点击生物信号采集处理系统菜单"实验/常用生理学实验",选择"尿生成的影响因素"。

(2)生物信号采集处理系统放大器、采样和刺激器参数见表19-1。

表 19 - 1　生物信号采集处理系统采样和刺激器参数表

| 采样参数 | | | 刺激器参数 | |
|---|---|---|---|---|
| 显示方式 | 记录仪 | | 刺激模式 | 串刺激 |
| 采样间隔 | 1 ms | | 时程 | 30 s |
| X 轴显示压缩比 | 20∶1 | | 波宽 | 1 ms |
| 通道 | 通道2 | 通道4 | 幅度 | 1 V |
| DC/AC | DC | DC | 频率 | 30 Hz |
| 处理名称 | 血压 | 记滴 | | |
| 放大倍数 | 100 ~ 200 | 5 ~ 50 | | |
| Y 轴显示压缩比 | 4∶1 | 4∶1 | | |

（3）记录一段正常的血压曲线（收缩压、舒张压和平均压）和每分钟尿滴数。

（4）从耳缘静脉快速注入38℃的生理盐水20 ml,观察血压和尿量的变化。

（5）用丝线结扎右侧迷走神经后,剪断,以中等强度的电压反复刺激其外周端,血压下降并维持在50 mmHg,持续20 ~ 30 s,观察尿量有何变化。

（6）从耳缘静脉注入20%葡萄糖溶液5 ml,观察血压和尿量的变化。在注射前后各取尿液数滴,分别用班氏试剂做尿糖定性试验,注意液体的颜色变化。

（7）从耳缘静脉注射1∶10 000去甲肾上腺素溶液0.5 ml,观察血压和尿量的变化。

（8）静脉注射速尿(5 g/kg),观察血压和尿量的变化。

（9）静脉注射垂体后叶素2 U,观察血压和尿量的变化。

（10）分离一侧股动脉,插入动脉导管放血,使血压迅速下降至50 mmHg 左右,观察尿量变化。再迅速从静脉补充生理盐水,观察血压及尿量变化。

实验要求

1. 将各项实验所见的血压(收缩压、舒张压和平均压)和尿量变化逐一记录。

2. 统计全班各组的结果,以平均值 ± 标准差表示,比较各种处理前后血压(收缩压、舒张压和平均压)和尿量变化,并用直方图表示,分析其原因。

注意事项

1. 对于雄性家兔,可以不做膀胱插管,可直接插导尿管,并结扎。

2. 手术操作应轻柔,避免过多的损伤刺激。

3. 本实验需要多次进行耳缘静脉注射,应注意保护耳缘。静脉穿刺应从耳尖开始,逐步移向耳根。

4.每进行一项实验,均应等到血压和尿量基本恢复到对照值后再进行,以排除其他因素对实验结果的影响。

5.尿糖定性试验方法　试管内加入1 ml班氏试剂,加入尿标本数滴,在酒精灯上加热煮沸。冷却后观察溶液和沉淀物的颜色改变,蓝色为阴性,若颜色变为绿色、黄色或者砖红色,则为阳性,且其含糖量依次升高。

思考题

1.一次口服大量清水和静脉快速滴注大量生理盐水时,尿量变化有何异同? 其作用机制如何?

2.静脉注射20%葡萄糖溶液对尿量的影响如何? 说出其作用机制。

3.肾脏在调节机体水及电解质平衡时是怎样发挥作用的?

（张淑苗　冯　娜）

# 实验 20　声源定位和声音的传导途径

**Experiment 20** | Auditory Localization and Conductive Pathway

## 实验目的

1. 比较双耳与单耳听觉对音源的判断能力。

2. 学会检查骨传导和气传导的方法,比较两种传导的异同,学会鉴别听力障碍的方法。

> To compare the ability of binaural and monaural hearing to judge the sound source.
>
> To learn how to check bone conduction and air conduction, compare the similarities and differences between the two conductions, and learn how to identify hearing impairment.

## 实验原理

1. 声波到达双耳有强度差和时间差,可帮助中枢辨别声源方向。

2. 正常情况下,声波主要经外耳—鼓膜—听骨链—前庭窗(又称卵圆窗)—内耳引起听觉,称为气传导。声波也可直接通过颅骨—耳蜗骨壁传递进入内耳引起听觉,这种方式称为骨传导。由于有中耳的增益放大作用,气传导的效率远远大于骨传导,正常人主要以气传导传递声波。但当气传导发生障碍时,骨传导的效应会相应提高。在患有传音性(传导性)耳聋时,病耳的骨传导效率大于气传导。若患感音性(神经性)耳聋,则气传导和骨传导均有不同程度的减退。比较两种声音传导途径的特征,是临床上用来鉴别神经性耳聋和传导性耳聋的方法。

> There is a difference in intensity and time between sound waves reaching the ears, which can help the center to distinguish the direction of the sound source.
>
> Under normal circumstances, sound waves mainly pass through the outer ear— tympanic membrane—ossicular chain—oval window—inner ear to cause hearing, which is called air conduction. Sound waves can also be transmitted directly through the skull cochlear bone wall into the inner ear to cause hearing. This method is called bone conduction.

Due to the gain amplification effect of the middle ear, the efficiency of air conduction is far greater than that of bone conduction. Normal people mainly transmit sound waves through air conduction; But when air conduction is impaired, the effect of bone conduction will increase accordingly. When suffering from transmissive (conductive) deafness, bone conduction in the diseased ear is greater than air conduction. If patients suffer from sensory (neurological) deafness, air conduction and bone conduction are reduced to varying degrees. Comparing the characteristics of the two sound conduction pathways is a clinical method to distinguish between neurogenic deafness and conductive deafness.

### 实验对象

人。

### 实验器材与药品

音叉(频率为 256 Hz 或 512 Hz)、棉球、表。

### 实验方法和步骤

**1. 听力敏度**(auditory acuity)

受试者待在安静的房间里,闭上双眼,一耳用棉花堵住,检查人把表对准受试者另一耳,并逐渐移开,测量他刚能听到表的嘀嗒声的最远距离。然后将表自远而近逐渐靠近,测量他刚能听到嘀嗒声的距离。同法测试另一耳的听力。

**2. 声源定位**(auditory localization)

室内保持肃静,受试者闭目静坐,检查者在其左侧、右侧、前面、脑后及头顶等方位给予声音刺激,检查受试者的声源判断能力。

用手指或棉球塞住一耳,重复上述实验并记录结果。比较结果,看塞住一耳受试者的声源判断能力有何变化?

**3. 声音的传导途径**(auditory conduction pathway)

(1)气传导 室内保持肃静,受试者取坐位。振动音叉后,先放于受试者一耳的附近(距外耳道口约 2 cm),受试者可听到音叉振动的嗡嗡声,且声音随时间延续而逐渐减弱,在受试者示意刚刚听不到音叉音的瞬间,立即将音叉移到听力正常的人(通常是检查者)的耳附近,确认能否听到音叉音。如果正常人听不到,说明受试者气传导听力正常;如果在一段时间内正常人仍能听到音叉音,表明受试者气传导听力减弱或是该耳气传导较正常人短。重复 3～4 遍以确定结果。同法检查另一耳。

（2）骨传导　音叉振动后，将音叉柄压在被检查者耳后的颞骨乳突上，音叉的振动可经颅骨传导到内耳引起听觉，从而听到音叉音。在受试者示意刚刚听不到音叉音的瞬间，立即将音叉移到听力正常的人的乳突上，确认能否听到音叉音。如果正常人听不到，说明受试者骨传导听力正常。同法检查另一耳。

（3）同侧耳气传导和骨传导的比较　林纳（Rinne）试验（图 20－1）。将振动的音叉柄先压于受试者一耳耳后的颞骨乳突上，在刚刚听不到音叉音的瞬间，立即将音叉移到该耳的外耳道附近（距外耳道口约 2 cm），正常情况下，在一段时间内受试者仍能听到音叉音。反之，先将音叉置于受试者外耳道附近，在听不到音叉音后转移至乳突处，受试者应该听不到声音。此试验说明正常时气传导的能力大于骨传导，受试者耳的传音功能完好，临床上称为林纳试验阳性（＋）。用棉球塞住同侧耳外耳道（模拟气传导障碍），重复上述实验步骤，则气传导时间缩短，等于或小于骨传导时间，临床上称为林纳试验阴性（－）。

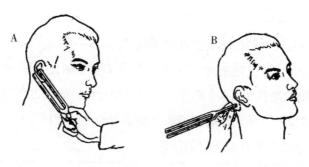

A. 气传导；B. 骨传导。

**图 20－1　林纳试验**

（4）两耳骨传导的比较　韦伯（Weber）试验，又称双耳骨导比较试验。将振动的音叉柄部置于受试者额正中处，听力正常时，两耳听音相等，临床上称为韦伯试验阳性（＋）。

将一耳的外耳道用棉球或手指堵塞，再做上述两个试验，比较两耳的声音强度有何变化？结果填入表 20－1、表 20－2。

**表 20－1　林纳试验**

|  | 不塞 | 塞住 |
|---|---|---|
| 左耳 | 气传导≥骨传导 | — |
| 右耳 | — | — |

表 20 - 2　韦伯试验

|  | 不塞耳 | 塞左耳 | 塞右耳 |
| --- | --- | --- | --- |
| 两耳的音响 | 左 = 右 | — | — |

**注意事项**

1. 保持室内安静。

2. 敲击音叉时用力不要过猛,可用手掌或在大腿上敲击。严禁在硬物上敲打,以免损坏音叉。

3. 在操作过程中,只能用手指持音叉柄,避免音叉臂与皮肤、毛发或其他物体接触以免影响振动。

4. 音叉放在外耳道附近时,相距外耳道口 2 cm,音叉臂的振动方向要正对外耳道口,注意音叉勿触及耳廓或头发。

**思考题**

1. 为什么当声音移开和移近受试者时,听敏度是不一样的?

2. 将振动的音叉置于头颅上时,声音来自什么方位? 堵住一耳,声音又发于何处?

3. 内耳疾病(如化脓性中耳炎)患者其气传导和骨传导的听力有何变化? 为什么?

4. 如何用林纳试验和韦伯试验鉴别传导性耳聋和神经性耳聋?

5. 小结:实验结果是否符合下表的结论。

|  | 正常人 | 传导性耳聋 | 神经性耳聋 |
| --- | --- | --- | --- |
| 同侧气传导与骨传导比较 | 气传导>骨传导 | 气传导<骨传导 | 均缩短,但气传导>骨传导 |
| 两侧骨传导比较 | 两耳相等 | 偏向患侧 | 偏向健侧 |

(刘亚莉　张淑苗)

<table>
<tr><td>实验 21</td><td rowspan="2">耳蜗的生物电现象</td></tr>
<tr><td>Experiment 21</td></tr>
</table>

**实验 21** 　 **耳蜗的生物电现象**

**Experiment 21** 　 **Bioelectrical Phenomenon of Cochlea**

实验目的

1. 了解微音器电位的引导方法。
2. 观察微音器效应。

To understand how to guide microphonic potential.

To observe the microphonic effect.

实验原理

当声波作用于耳蜗时,在耳蜗及其附近部位可记录到一种与刺激声波的波形、频率相一致的电位变化。若把这一电位变化经过放大输入到扩音器上就可复制出刺激的声音,将电位变化引入示波器后可观察到这种电位的波形。耳蜗的作用就像一个小的微音器,所以将这种电位称为耳蜗微音器电位。微音器电位实际是耳蜗内的毛细胞将声波刺激的机械能转换为听神经冲动过程中所产生的感受器电位,这种效应又称耳蜗微音器效应。

When sound waves act on the cochlea, a potential change consistent with the waveform and frequency of the stimulating sound wave can be recorded in the cochlea and its vicinity. If this potential change is amplified and input into the loudspeaker, the stimulating sound can be reproduced. After the potential change is introduced into the oscilloscope, the waveform of this potential can be observed. The cochlea acts like a small microphone, so this potential is called the cochlear microphone potential. Microphone potential is actually the hair cells in the cochlea convert the mechanical energy stimulated by sound waves into the receptor potential generated during the auditory nerve impulse. This effect is also called the cochlear microphone effect.

实验对象

耳廓反应阳性的年幼豚鼠。

实验器材与药品

小动物手术器械 1 套、牙科钻、银球引导电极、参考电极(可用针灸针代替)、前置放大器、示波器和监听器、屏蔽罩、万能支架、20% 的氨基甲酸乙酯。

实验方法和步骤

**1. 仪器连接**(instrument connecting)(图 21 - 1)

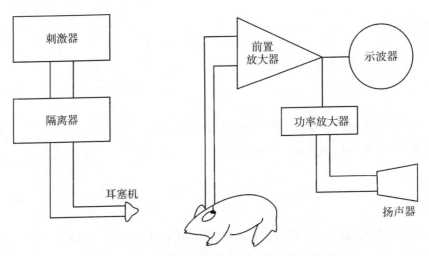

图 21 - 1 豚鼠耳蜗微音器电位的记录装置

**2. 动物手术**(animal operation)

选取耳廓反应阳性的幼年豚鼠,用 20% 的氨基甲酸乙酯溶液按体重 6 ml/kg 的量对豚鼠进行腹腔注射以麻醉。麻醉后取侧卧位,沿豚鼠耳廓根部后缘切开皮肤,钝性分离组织刮净肌肉,暴露外耳道口后方的颞骨乳突部(注意及时止血)。在乳突上用牙科钻轻轻钻一小孔,再慢慢将其扩大成直径 3 ~ 4 mm 的骨孔,孔内即鼓室。经骨孔向前方深部观察,在相当于外耳道口内侧的深部,可见尖端向下的耳蜗,自下而上兜起的耳蜗底转上方可见圆窗。圆窗口朝向外上方,其前后直径约 0.8 mm(图 21 - 2)。

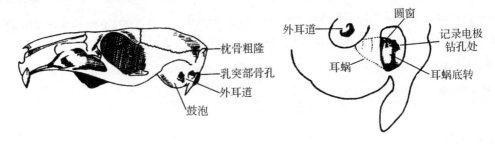

图 21 - 2 豚鼠头骨、圆窗示意图及电极安放位置

**3. 电极安放**(electrodes implantation)

将豚鼠置于屏蔽罩内,侧卧使其圆窗向上,参考电极接在切口的软组织上,豚鼠前肢接地。操纵电极固定架,将引导电极通过骨孔插向深部,轻轻地将银球接触圆窗或其周围(注意不要触破圆窗膜,否则外淋巴流出会减弱微音器电位)。

**4. 实验观察**(experimental observation)

调节放大器与示波器的放大倍数,试着对豚鼠的耳道说话、唱歌或拍手等,即可在示波器见到相应的电位变化,并能在监视器听到同样的声音。

**注意事项**

1. 尽量选择体重300~400 g的年幼豚鼠(因年幼豚鼠耳蜗位置较浅),选择豚鼠时用击掌测试其耳廓反应,选取耳廓反应好的动物。

2. 手术过程中及时止血,骨孔周围组织必须刮净,避免产生渗液进入鼓室影响实验。

3. 骨窗开口位置要找准确,骨孔不宜过大,严防外部渗血侵入。

4. 安放引导电极时最好找准位置后再安放,不可反复插入以免触破圆窗;电极进入鼓室时,不要碰触周围骨壁及组织,以免短路。

5. 电极安放好后,要用棉球盖住骨孔以保持鼓室内的温度和湿度,动物也要保持正常体温。

**思考题**

微音器电位和听神经动作电位一样吗? 从哪些方面可以说明微音器电位不是动作电位?

(刘亚莉　樊 荣)

# 实验 22    前庭反射和姿势反射

**Experiment 22**    Vestibular Reflex and Stellreflex

## 实验目的

1. 观察人的前庭性眼震颤、姿势反射和动物一侧迷路破坏后引起的姿势改变。

2. 了解内耳前庭器官在维持身体平衡和身体姿势中所起的作用。

To observe the human vestibular nystagmus, postural reflex and postural changes caused by the destruction of one side labyrinth of the animal.

To understand the role of vestibular organ of the inner ear in maintaining body balance and body posture.

## 实验原理

内耳迷路中的前庭器官是感受头部空间位置与运动的器官,通过它可反射性影响肌紧张,从而调节机体的姿势平衡和运动协调。当身体做直线加速运动或头部位置改变时或做旋转性的变速运动时,均可刺激前庭器官的感受器,反射性地改变躯体相应部位肌紧张的强度,以维持姿势的平衡。在做旋转变速运动时,还可反射性地引起眼球震颤反射。当动物的一侧迷路被破坏后,肌紧张协调出现障碍,在静止和运动时会失去正常的姿势与平衡的能力,由于眼外肌肌紧张障碍,也会发生眼球震颤。

The vestibular organ in the labyrinth of the inner ear is an organ that senses the spatial position and movement of the head. Through it, it can affect muscle tension and adjust the body's postural balance and movement coordination. When the body is doing straight-line acceleration motion, head position change, or rotating variable speed motion, it can stimulate the receptors of the vestibular organs, and resonantly change the intensity of muscle tension in the corresponding parts of the body to maintain the balance of the posture. It can also cause nystagmus to be emitted when it is doing a rotating variable speed will become impaired, and normal posture and balance will be lost when stationary and in motion. Nystagmus will also occur due to muscle tension disorder of the extraocular muscles.

### 实验对象

人、蟾蜍、豚鼠。

### 实验器材与药品

小动物手术器械 1 套、探针、滴管、纱布、氯仿、乙醚、水盆、秒表、旋转椅。

### 实验方法和步骤

**1. 前庭视反射试验**(vestibular visual reflex)

(1)受试者端坐在旋转椅上,头直立并睁眼,检查者慢慢转动受试者360°,注意观察受试者的头如何转动——旋转性头震颤,才能保持其双眼凝视一点。注意受试者头转动的方向和旋转的关系。

(2)做法同前,但使受试者头部固定不动。注意其眼的运动——眼球震颤。注意眼球移动的方向与旋转方向的关系。

(3)受试者端坐在旋转椅上,闭双眼,头部前倾约30°,以便旋转方向与水平半规管相一致,水平半规管内淋巴因旋转而流动形成刺激。检查者以每 2 秒一周的速度连续等速旋转转椅 10 周,然后骤然停止转椅。请受试者睁开双眼,注意观察眼震颤现象、震颤方向并记录其持续时间。让受试者报告他所感觉到的转动方向及主观感觉(恶心、呕吐、眩晕)。

(4)重复前一实验,但在停止旋转时,令受试者保持闭眼并让其伸出手臂用右手示指向前指。注意其手指移动的情况,然后收回手臂再伸出,观察移动情况。反复重复直至手指的漂移消失。确定旋转与手指漂动方向之间的关系(过指反射)。

(5)令受试者用与以上相同的速度原地等速旋转 10 周,随后骤停。观察受试者旋转全过程、眼震颤现象、头部位置及躯干偏倾方向。

**2. 破坏蟾蜍的一侧迷路**(labyrinth destruction)

(1)观察蟾蜍正常的静止和爬行姿势及游泳姿势作为对照。

(2)将蟾蜍躯干用纱布包裹,腹部向上握于左手手掌,用镊子揭开蟾蜍下颌向下翻转张开其口,用手术刀在颅底口腔黏膜做一横切口,分开黏膜,可看到"十"字形的副蝶骨,其左右两旁的横突即迷路所在部位。将一侧横突的骨质用刀削去一部分，可看到粟米粒大的小白点就是迷路(图22-1)，将探针刺入小白点深约2 mm以捣毁迷路。静待数分钟后，观察动物静止和爬行时姿势的改变；将蟾蜍放入大水盆，观察蟾蜍游泳姿势的改变。可观察到动物头部和躯干均歪向迷路。

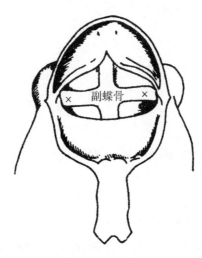

x.迷路的位置。

**图22-1 蟾蜍迷路的位置**

### 3. 麻醉豚鼠的一侧迷路(labyrinth anesthesia)

(1)观察豚鼠正常的静止和爬行姿势作为对照。

(2)使豚鼠侧卧，提起一侧耳廓，用滴管向外耳道深处滴入氯仿2~3滴，使氯仿作用于半规管消除其感受作用。使动物保持侧卧位，不让头部扭动，10 min左右放开动物，观察动物头部位置、颈部和躯干及四肢的肌紧张度，可看到动物的头开始偏向迷路被麻醉的那一侧，随即出现眼球震颤并可持续半小时之久。如试图将动物的头转正，则可感觉到颈部肌肉呈现明显抵抗。如握住后肢将动物举起或提起，则动物的头及躯干皆弯向麻醉迷路的一侧，表明颈肌反射形成左右两侧躯体肌紧张的不平衡而出现躯体的弯曲。若任其自由活动，可见动物偏向麻醉迷路的那一侧做旋转运动或滚动。

(3)另取一豚鼠向两耳各滴氯仿2~3滴，同样观察上述现象，比较与一侧迷路消除有何不同？与正常豚鼠比较有何不同？

**注意事项**

1. 有晕车、晕船病史者忌做前庭视反射试验。旋转停止时，受试者睁眼后可能会跌向一侧，注意搀扶。

2. 蟾蜍颅骨板很薄，损伤迷路时部位要准确，用力适度勿伤及脑组织。

3. 氯仿是高脂溶性全身麻醉剂，用量勿过多，否则会造成动物麻醉死亡。

**思考题**

1. 人体向右旋转,在开始时、旋转进行中及突然停止时,眼球的运动方向、头部位置及肢体均发生哪些变化? 其机制如何?

2. 为什么眩晕常和旋转的方向相反?

3. 当快速自转时(用脚尖立地旋转),芭蕾舞演员如何保持面向一定的方向?

4. 试分析蟾蜍、豚鼠一侧迷路破坏后姿势异常的机制? 为什么破坏动物一侧迷路后,出现破坏侧肢体和躯干伸肌及对侧颈肌紧张性减退,头及躯干均歪向破坏迷路的一侧以致身体平衡失调?

(马　恒　杨　璐)

# 附录 1 几种常用生理盐溶液的配制

## Appendix 1 The Preparation of Several Common Physiological Salt Solutions

生理性溶液为代体液,用于维持离体的组织、器官及细胞的正常生命活动。它必须具备下列条件:①渗透压与组织相等;②应含有组织、器官维持正常机能所必需的比例适宜的各种盐类离子;③酸碱度应与血浆相同,并具有充分的缓冲能力;④应含有氧气和营养物质。

### 1. 常用生理溶液的配制方法

动物实验中常用的生理盐溶液有生理盐水、林格(Ringer)溶液、乐氏(Locke)溶液和台氏(Tyrode)溶液四种,其成分各异,如附表 1 和附表 2 所示。

附表 1  几种常用生理盐溶液中固体成分的含量(g)

| 溶液成分 | 林格溶液 | 乐氏溶液 | 台氏溶液 | 生理盐水 | |
|---|---|---|---|---|---|
| | | | | 两栖类 | 哺乳类 |
| 氯化钠(NaCl) | 6.5 | 9.0 | 8.0 | 6.5 | 9.0 |
| 氯化钾(KCl) | 0.14 | 0.42 | 0.2 | — | — |
| 氯化钙(无水 $CaCl_2$) | 0.12 | 0.24 | 0.2 | — | — |
| 碳酸氢钠($NaHCO_3$) | 0.20 | 0.1~0.3 | 1.0 | — | — |
| 磷酸二氢钠($NaH_2PO_4$) | 0.10 | — | 0.05 | — | — |
| 氯化镁($MgCl_2$) | — | — | 0.10 | | |
| 葡萄糖 | 2.0 | 1.0~2.5 | 1.0 | — | — |
| 加蒸馏水至毫升数 | 1000 | 1000 | 1000 | 1000 | 1000 |
| pH | 7.0~7.2 | 7.5 | 8.0 | | |

附表 2  几种常用生理盐溶液中固体成分的含量(g)

| 溶液成分 | 浓度(%) | 林格溶液 | 乐氏溶液 | 台氏溶液 |
|---|---|---|---|---|
| 氯化钠(NaCl) | 20.0 | 32.5 | 45.0 | 40.0 |
| 氯化钾(KCl) | 10.0 | 1.4 | 4.2 | 2.0 |
| 氯化钙(无水 $CaCl_2$) | 10.0 | 1.2 | 2.4 | 2.0 |
| 碳酸氢钠($NaHCO_3$) | 1.0 | 1.0 | — | 5.0 |

续表

| 溶液成分 | 浓度(%) | 林格溶液 | 乐氏溶液 | 台氏溶液 |
|---|---|---|---|---|
| 磷酸二氢钠($NaH_2PO_4$) | 5.0 | — | — | 2.0 |
| 氯化镁($MgCl_2$) | 5.0 | 4.0 | 2.0 | 20.0 |
| 葡萄糖 | 10.0 | 20.0 | 10~25 | 10.0 |
| 加蒸馏水至毫升数 | — | 1000 | 1000 | 1000 |

注:$CaCl_2$和$MgCl_2$不能先加,必须在其他基础溶液混合并加蒸馏水稀释之后,方可边搅拌边滴加,否则溶液将产生沉淀。葡萄糖应在使用时加入,加入葡萄糖的溶液不能久置。

### 2. 几种生理溶液的用途

生理盐水:即与血清等渗的氯化钠溶液,冷血动物采用0.6%~0.65%,温血动物采用0.85%~0.9%。

林格溶液:用于青蛙及其他冷血动物。

乐氏溶液:用于温血动物的心脏、子宫及其他离体脏器。用作灌流时,在使用前需通入氧气泡15 min。低钙林格溶液(含无水氯化钙0.05 g)用于离体小肠及豚鼠的离体器官灌注。

台氏溶液:用于温血动物的离体小肠。

（裴建明　杨　璐）

<table>
<tr><td>附录2<br>Appendix 2</td><td>实验动物的麻醉<br>Anesthesia of Experimental Animal</td></tr>
</table>

### 1. 麻醉前准备

大动物(狗、猫等)在麻醉前应禁食 12 h 以上,以减少麻醉过程中可能发生的呕吐反应。

做慢性动物实验时,在无特殊要求下,可给予适当的麻醉前用药。这样可以使麻醉过程平稳,避免麻醉药的某些副作用(如引起唾液及气管内黏液的过度分泌、心律失常等),并可增强麻醉效果,减少麻醉药的用量;能使动物保持安静,便于实施相关的操作,有利于动物麻醉后的恢复。麻醉前常用的药物一般有两类,一类为非镇静性的药物,如阿托品等,它们可以抑制副交感神经的作用,减少麻醉药所引起的气管分泌物过多、喉和气管痉挛以及心律失常等不良反应。另一类为镇静或阵痛性药物,如氯丙嗪、丙嗪等,他们可以使动物安静,减少疼痛反应,增强麻醉的作用。丙嗪的作用与氯丙嗪相似,常用剂量为按体重 2~4 mg/kg。

阿托品用量为 0.1~0.25 mg/kg,皮下或肌内注射。氯丙嗪为 1~6 mg/kg,肌内注射(或 0.5~4 mg/kg,静脉注射)。上述两类药物可根据实际需要酌情选用。一般于开始麻醉前 15~30 min 给药。肌内注射较为方便,注射部位多取后肢大腿部。

在急性实验时,通常不给麻醉前用药,因为这类药物可能会干扰拟观察的生理活动,给实验结果的分析带来困难。

### 2. 常用的麻醉药

为了观察动物的一些生理活动,一般都需要进行相应的手术,常采用动物全身麻醉。因此,要了解常用麻醉药物的种类、化学性质、药理作用特点以及药物的用量。

(1)乙醚 是动物实验中常用的吸入麻醉药。

**化学性质:**乙醚为无色、有刺激性气味、易挥发的液体,比重轻(0.718),沸点低(34.5℃),易燃易爆。乙醚在光、空气作用下,可生成乙醛及过氧化物,具有强烈的毒性,因此开瓶后不能久置,超过 24 h 即不宜再用。

**药物作用特点:**在吸入气体中乙醚蒸汽浓度达 15% 容积时,10 min 左右就可产生外科麻醉效应,在麻醉过程中常出现较明显的兴奋现象。

乙醚对黏膜有刺激性,使呼吸道黏液和唾液分泌增多,并能兴奋呼吸。但若突然吸入高浓度的乙醚,其对上呼吸道黏膜的强烈刺激,通过迷走神经的反射作用,有时会引起呼吸暂停。此时应终止乙醚的吸入,呼吸可能恢复,否则应采取人工呼吸,维持通气。

乙醚麻醉对交感－肾上腺髓质系统有兴奋效应,可使心率加快,心输出量增多,脾脏收缩;血压正常或稍升高。能使气管平滑肌舒张,胃肠平滑肌张力降低,蠕动减弱,血糖升高。乙醚可促进抗利尿激素的分泌,使尿量减少。乙醚还兼有箭毒样作用,能抑制神经－肌肉接头的兴奋传递。

(2)巴比妥类麻醉药　巴比妥类药物常用作静脉麻醉药物。

**化学性质:**多数巴比妥类药物为白色晶状粉末,有弱苦味;硫代巴比妥类药物则为黄色,有硫臭。这些药物在冷水中难溶,但易溶于热水及乙醇。它们成为钠盐后,在常温下也易溶于水,故通常所用的多为钠盐类的巴比妥(如巴比妥钠、戊巴比妥钠等)。巴比妥类药物遇到空气、光和热便会分解,溶液不易煮沸和久置。

**药物作用特点:**各种巴比妥类药物的吸收和代谢速度不同,其作用时间有长有短。戊巴比妥钠的作用时间为 $1 \sim 2$ h,属中效巴比妥类药物,生理实验中最为常用。环乙烯巴比妥钠的作用时间为 $15 \sim 30$ min,硫喷妥钠的作用时间仅为 $10 \sim 15$ min,属短效或超短效巴比妥类,适用于短时程的实验。

**对中枢神经系统的作用:**巴比妥类能引起意识消失,可能是阻断了脑干网状结构上行机动系统的作用所致。但网状结构中尚含有抑制成分,它可被小剂量的巴比妥类药物所抑制。因此,巴比妥类药物浅麻醉时,可表现为抑制的释放,痛阈会降低;深麻醉时方转入抑制。巴比妥类药物的镇痛作用是不明显的,可能与经典的痛觉通路相对不受这类药物的影响有关。脊髓内单突触结构的电生理观察表明,在一般麻醉剂量下,突触后膜电阻对电刺激的兴奋性似乎不受影响。也有资料指出,麻醉剂量的戊巴比妥可作用于突触前部位,减少递质的释放。

巴比妥类药物对交感神经节有选择性抑制作用,大剂量的巴比妥类药物可减少节前末梢乙酰胆碱的释放。这类药物能加强箭毒类的神经－肌肉接头阻滞效应,其箭毒样效应不如乙醚明显,还能阻滞唾液腺、肠平滑肌对乙酰胆碱的反应。

**对心血管系统的作用:**高浓度的巴比妥类药物对心肌和血管平滑肌有抑制作用。巴比妥类药物能抑制心血管反射活动,较小剂量的戊巴比妥钠($5 \sim 8$ mg/kg,静脉注射)即可使动物对阻断双侧颈总动脉的血压反应明显减小,对电刺激下丘脑、延髓和星状神经节的心血管反应明显降低,并能使心交感及迷走神经节后纤维的传出冲动减少。迷走神经对心脏的紧张性抑制作用,可被戊巴比妥钠所消除。

**对呼吸系统的作用:**呼吸中枢对巴比妥类药物甚为敏感,在催眠剂量下就会出现抑制。麻醉过深,呼吸活动完全被抑制,这是使用这类麻醉药时较容易出现的情况。巴比妥类药物可透过胎盘,对胎儿的呼吸也有影响,最好不要用于分娩期的动物。

**对其他器官系统的作用:**巴比妥类药物可减小胃肠道的肌张力和节律收缩幅度,抑制输尿管及膀胱平滑肌,子宫的收缩力量及频率也有所降低。深麻醉下,由于循环机能抑制或肾血管反射性收缩,可促进抗利尿激素的释放,引起肾血流量和尿量减少。

**给药剂量及途经:**常采用静脉及腹腔给药,也可肌内注射,常用剂量见附表3。

附表3 动物麻醉常用药物及剂量

| 药物 | 给药途径 | 剂量（mg/kg） | | | | | | |
|------|---------|------|------|------|------|------|------|------|
| | | 狗 | 猫 | 兔 | 豚鼠 | 大鼠 | 小鼠 | 鸟类 |
| 戊巴妥钠 | 静脉注射 | 25~35 | 25~35 | 25~40 | — | — | 40~70 | 20~30 |
| | 腹腔注射 | 25~35 | 25~35 | — | 15~30 | 40~50 | 40~70 | 40 |
| | 肌内注射 | 30~40 | — | — | — | — | — | 50 |
| 巴比妥钠 | 静脉注射 | 30~50 | 30~40 | 30~40 | 70~80 | — | — | — |
| | 腹腔注射 | 40~60 | 60~80 | 80 | 120~150 | 100 | 70~160 | — |
| 硫喷妥钠 | 静脉注射 | 20~30 | 20~30 | 30~40 | — | — | — | — |
| | 腹腔注射 | | 50~60 | 60~80 | — | — | — | — |
| 氯醛糖 | 静脉注射 | 100 | 50~70 | 60~80 | — | — | — | — |
| | 腹腔注射 | 100 | 60 | 80~100 | — | — | — | — |
| 乌拉坦 | 静脉注射 | 1000~2000 | 2000 | 1000 | — | — | — | — |
| | 腹腔注射 | 1000~2000 | 2000 | 1000 | — | 1250 | — | — |
| | 皮下注射 | — | 2000 | 1000~2000 | 同前 | 同前 | 同前 | — |

注:①生理学实验中常用氯醛糖-乌拉坦混合麻药。用加热法将氯醛糖溶解于25%的乌拉坦溶液中,氯醛糖的浓度为5%。狗和猫静脉注射剂量为每千克体重1.5~2 ml,家兔也可用此剂量。②蛙可用10%的乌拉坦做淋巴囊注射麻醉,每只蛙的剂量约为1 ml,视蛙的大小可适当增减。③因硫喷妥钠静脉注射易抑制呼吸,可先注射预计剂量的一半或1/3,待动物倒下后,再缓慢注入余量,注射时要注意观察动物呼吸的变化。

（3）氯醛糖（chloralose）

**化学性质:**氯醛糖为带苦味的白色结晶状粉末。它是由氯醛与葡萄糖共同加热后生成的化合物,有 α-氯醛糖和 β-氯醛糖两种异构体,其中仅前者具有麻醉作用。此化合物易溶于水（溶解度为1:175）,当水加热至60℃时的溶解度为1:100。

**药物作用特点:**氯醛糖安全度大,狗在静脉注射剂量增加到一般麻醉剂量的5倍时,仍不会死亡。它能导致持久的浅麻醉,对植物性神经中枢的机能无明显抑制作用,可增强脊髓反射活动。

**给药途径及剂量:**一般选择静脉或腹腔给药,常用剂量见附表3。

（4）乌拉坦（urethane）

**化学性质:** 乌拉坦即氨基甲酸乙酯（脲酯），是由尿素与乙醇共同加热所合成的,为无色、无臭、无味的晶体状粉末。易溶于水,常配成20%~25%的溶液使用,遇热易分解。

**药物作用特点:** 与氯醛糖类似,对呼吸无明显影响。乌拉坦对兔子的麻醉作用较强,是家兔急性实验最常采用的麻醉药。

**给药途径及剂量:** 一般采用静脉或腹腔给药,给药剂量见附表3。

（周京军　裴建明）

# 附录 3
## *Appendix 3*

# 大鼠离体心脏灌流技术

**Perfusion Technique of Isolated Rat Heart**

大鼠离体心脏灌流(Langendorff 法)是研究离体心脏在人工控制条件下,观察各种因素(药物、缺氧、离子等)对大鼠心脏活动(心脏的收缩功能、舒张功能、冠脉流量、心肌电活动等)的影响的一种可靠方法。

心脏从大鼠体内摘除之后,以一定压力、温度及充氧的生理溶液(Kreb-Hense-Leit 氏溶液、台氏溶液、洛氏溶液等)经主动脉根部流入进行灌流。灌流液经冠状动脉口进入冠状血管营养心脏,维持心脏的节律活动。灌流液经冠状血管进入右心房,然后由腔静脉口和肺动脉口流出,其流出量即为冠状血管的管流量。离体心脏的节律性活动及心肌电活动变化可以通过记录系统进行记录和分析。用 Langendorff 法灌流心脏,其节律性活动可维持较长的时间(一般可维持 3 ~ 6 h)。

### 1. 仪器装置

仪器的核心部分由恒温装置、循环装置和浴槽三部分组成,我们自行设计和制作出这套离体心脏灌流设备(附图 1)。经过反复的实验,验证了这套灌流装置无论在性能上还是在稳定性上都达到了要求。

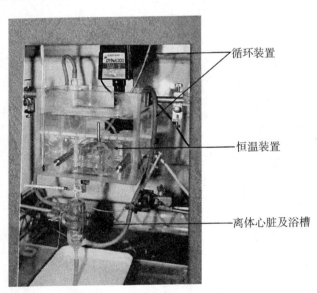

循环装置

恒温装置

离体心脏及浴槽

附图 1    大鼠离体心脏灌流设备

### 2. 操作步骤

（1）摘取心脏　先准备好手术器械（手术剪 1 把、无勾镊 1 把、眼科剪 1 把、眼科镊 1 把、止血钳 2 把、50 ml 烧杯 1 个、5 ml 和 20 ml 注射器各 1 个、1 号缝合线等）和预冷的台氏液（4℃左右）。将大鼠麻醉或颈部脱臼后，打开胸腔充分暴露心脏，轻轻提起心脏并迅速摘取心脏。手术过程中注意不要损伤心脏。主动脉根部要保留 0.5 cm 长以备插管用。心脏摘取后立刻置于预先准备好的充氧冷台氏液中，用手指轻压心室将腔内的血液排出，防止血块形成。心脏停搏后迅速剪去心脏周围的组织，操作中注意避免损伤静脉窦。

（2）灌流心脏　先将灌流系统的管道内充满台氏液（或其他灌流液），并连续充气（纯氧或 95% $O_2$ +5% $CO_2$ 的混合气体），灌流液温度保持在 37℃。将主动脉套进灌流管末端的动脉套管上并结扎固定好。套管进入主动脉不宜过深，以免损伤主动脉瓣或堵住冠状动脉开口处影响冠状血管的灌流。心脏经充氧的温台氏液灌流后，在 1 min 内即可恢复跳动，起初心率较慢，常伴有心律失常，以后心率逐渐加快，心律失常消失，心跳可稳定在 300 次/分左右，可维持数小时。

### 3. 注意事项

当灌流液充氧不够或酸碱度不适宜时，均可引起心脏机能降低，主要表现为心率减慢、心室做功能力减弱，甚至出现心脏僵硬导致心脏停搏。为了保证心脏维持较长时间的正常活动，实验中必须注意下列事项。

（1）灌流液要保证有足够的氧，灌流压力要保持恒定。在实验过程中如果发现心跳变慢、收缩力减弱，要立刻检查氧的供应是否充足，灌流的压力是否足够，温度是否适宜。如果发现心室肌发生僵硬，说明心肌缺氧严重，一般不易恢复，应终止实验。

（2）冠状血管要保持通畅。通常引起冠状血管堵塞的主要原因有两个方面：①主动脉套管插入过深，堵塞了冠状动脉入口导致灌流不通畅，因此灌流量明显减少，心率减慢、心缩力减弱。经过及时调整可使心脏活动恢复正常。②冠状血管内有小的栓子堵塞了小冠脉形成栓塞。故在置备离体心脏的过程中，一方面要防止血液凝固，另一方面要把冠状血管中的血液冲洗干净，最好是在手术前 1~3 h 经腹腔或静脉注射（1~2.5 mg/kg）肝素，可有效防止冠脉内凝血。

（3）灌流液常用 Kreb-Hense-Leit 氏液、台氏液、洛氏液、修正洛氏液等。修正洛氏液中 $NaHCO_3$ 的含量为 0.15 g/L，而洛氏液中 $NaHCO_3$ 的含量为 0.67 g/L，其他成分相同。用修正洛氏液进行离体心脏的灌流，能维持心脏较长时间的正常活动，只充 $O_2$ 不需要加 $CO_2$，且充 $O_2$ 之后也不需再测定酸碱度，故较简便。

（李　军　裴建明）

# 附录4 生理学实验常用术语

## Appendix 4 Commonly used Terms in Physiology Experiments

### A

α-波阻断   alpha wave block

氨基甲酸乙酯(脲酯,即乌拉坦)   urethane

暗适应   dark adaptation

安置   arrange

### B

白细胞   white blood cell（WBC）

白细胞记数   WBC count

保护电极   protected electrode

报告   report

表面电极   surface electrode

标准   standard

波长   wavelength

波宽   duration

玻璃板   glass board

玻璃分针   glass dissecting needle

波形   wave form

补呼气量   expiratory reserve volume

补吸气量   inspiratory reserve volume

不完全强直   incomplete tetanus

不应期   refractory period

### C

材料   material

采血针   puncturing needle

血型鉴定   blood typing

蟾蜍   toad

肠肌   intestinal muscle

潮气量   tidal volume

抽血   draw blood

穿刺   puncture

传导速度   conduction velocity

传出神经   efferent nerve

传入神经   afferent nerve

触发   trigger

触发开关   trigger switch

垂体后叶素   pituitrin

刺激电极   stimulating electrode

刺激伪迹   stimulating artifact

促胰液素   secretin

### D

大地,接地   ground

大脑皮层   cerebral cortex

大鼠   rat

代偿间歇   compensatory pause

单极   monopolar

单收缩   single twitch

单相动作电位   monophasic action potential

胆盐   bile salt

胆汁分泌   bile secretion

导联   lead

导线 wire

地,接地 earth(ground)

滴管 dropper

低血糖痉挛 hypoglycemic convulsion

电磁标 signal magnet

电刺激装置 electrical stimulation device

电流 current

电极 electrode

电机械换能器 electromechanical transducer

电生理学 electrophysiology

电压 voltage

电压钳制术 voltage clamp technique

电子刺激器 electron stimulator

动脉插管 arterial cannula

动脉夹 artery clip

动脉套管 arterial cannula

动作电位 action potential

窦神经 sinus nerve

对照 control

多导电生理记录仪 multipurpose physio-
　　logical recorder

## E

耳蜗微音器电位 Cochlea microphonic
　　potential

## F

乏极化电极 non-polarizable electrode

放大 enlarge

放大器 amplifier

放电频率 discharge frequency

反射弧 reflex arc

反射时 reflex time

肺活量 vital capacity

肺量计 spirometer

肺内压 intrapulmonary pressure

肺容量 pulmonary capacity

肺通气 pulmonary ventilation

腓总神经 popliteal nerve

分贝 decibel(db)

酚红,酚磺酞 phenol red(phenolsulfonph-
　　thalein, vPSP)

缝合 suture

缝线 suture

辐辏,汇聚 convergence

腹腔注射 intraperitoneal injection

## G

肝素 heparin

干扰 disturbance

感应电刺激器 inductorium

杠杆 lever

隔离 insulation, interference

鸽子 dove

狗 dog

骨骼肌 skeletal muscle

股神经 femoral nerve

光反射 light reflex

## H

化学感受器 chemoreceptor

红细胞 red blood cell(RBC)

红细胞比积 hematocrit

红细胞沉降率 erythrocyte sedimentation
　　rate(ESR)

互感性光反射 consensual light reflex

毁脑、脊髓的蟾蜍  pithed-toad

呼吸运动  respiratory movement

跨肺压  transpulmonary pressure

## J

基础代谢率  basal metabolic rate（BMR）

记滴器  drop counter

肌肉注射  intramuscular injection

计时器  time recorder

记数板  counting slide

记数池  counting chamber

肌电图  electromyogram（EMG）

脊椎动物  spinal animal

肌动器  myograph

肌紧张，肌张力  muscle tone

脊髓反射  spinal reflex

脊休克  spinal shock

胫神经  tibial nerve

静脉套管  venous cannula

静脉注射  venous injection，mainline

静息电位  resting potential

记录装置  recording apparatus

剪刀  scissors

监听器  listening device

交感神经  sympathetic nerve

紧张期  tension period

急性实验法  acute methodology

减压神经放电  discharge of depressor nerve

减压反射  depressor reflex

检压计  manometer

局部麻醉  local anesthesia

## K

抗利尿激素  antidiuretic hormone（ADH）

## L

乐氏溶液  Locker's solution

离体  in vitro

离体蟾蜍心脏  isolated toad heart

量血压  take one's blood pressure

硫喷妥钠  sodium thiopental

林纳实验  Renne's test

氯醛糖  chloralose

颅骨钻  trephine

## M

玛利氏气鼓  Marey's tambour

麻醉剂  anesthetic agents

麦克风，微音器  microphone

脉率  pulse rate

麦氏溶液  Magu's solution

盲点  blind spot

猫  cat

每分钟通气量  minute ventilation volume

每分钟心输出量  minute cardiac output

描记气鼓  recording tambour

前庭功能  vestibular function

迷走神经  vagus nerve

## N

脑电图  electroencephalogram（EEG）

脑电图仪  EEG Analyzer

钠石灰  soda lime

能量代谢  energy metabolism

尿激酶  urokinase

尿生成  urine formation

凝血  coagulation

## P

培养皿　culture dish

运动皮质　motor cortex

皮下注射　subcutaneous injection

平滑肌　smooth muscle

普通电极　common electrode

## Q

潜伏期　latent period

强度-时间曲线　strength-duration curve

前置放大器　preamplifier

气管插管　trachea cannula

气管套管　tracheal cannula

期前收缩　premature contraction

期前兴奋　premature excitation

切开　incision

气胸　pneumothorax

去大脑僵直　decerebrated rigidity

去甲肾上腺素　noradrenaline（NA）

躯体运动　somatic movement

屈反射　flexion reflex

全身麻醉　general anesthesia

犬　dog

## R

妊娠实验　pregnancy test

林格溶液　Ringer's solution

人绒毛膜促性腺激素　human chorionic gonadotropin（hCG）

## S

扫描　sweep

搔抓反射　scratch reflex

纱布　gauze

神经冲动　nerve impulse

神经肌单位　neuromuscular unit

神经调节　nerve regulation

肾上腺素能神经　adrenergic nerve

生理溶液　physiological solution

生理学实验　physiological experiments

生理盐水　normal saline

生物电　bioelectricity

射血前期　pre-ejection period（PEP）

示波器　oscilloscope，oscillograph

时间肺活量　timed vital capacity

时基　time base

视力表　visual testing chart

视力计　optometer

视敏度，视力　visual acuity

视网膜电图　electroretinography（ERG）

视野　visual field

实验设计　experimental design

手术刀　scalpel

手术灯　operating lamp

手术台　operating table

输出端　output

输入端　input

输液　fluid infusion

双相动作电位　biphasic action potential

斯氏第一结扎　stanniu's first ligature

斯氏第二结扎　stanniu's second ligature

水检压计　water manometer

水银检压计　mecury manometer

顺应性　compliance

速率　rate

速尿　furosemide

缩瞳　myosis

## T

台氏溶液　Tyrode's solution

体温计　thermometer

调节反射　accommodation reflex

听诊器　stethoscope

同步,同时性　synchronism

铜锌弓（双金属电极）　bimetal electrode

图,曲线　diagram

兔　rabbit

脱脂棉　absorbent cotton

## W

蛙　frog

蛙心夹　heart chip

完全强直收缩　complete tetanus

韦伯试验　Weber's test

胃肠运动　gastrointestinal movement

微音器效应　microphonic effect

戊巴比妥钠　sodium pentobarbital

无创伤测定　noninvasive assessment

## X

显微镜　microscope

小脑损伤　cerebellar injury

小鼠　mouse

效应　effect

心电图　electrocardiogram（hCG）

心电向量图　vectorcardiogram

心肌　myocardium

兴奋　excitation

兴奋性　excitability

纤维蛋白溶解　fibrinolysis

胸内负压　intrathoracic negative pressure

血红蛋白　hemoglobin（Hb）

血红蛋白的测定　measurement of hemoglobin

血红蛋白计　hemoglobinometer

血管钳　hemostat

血浆　plasma

血流　blood flow

血清　serum

血压　blood pressure

血压计　sphygmomanometer

血液凝固　blood coagulation

血细胞计数器　hemocytometer

血型　blood group

## Y

压力感受器　baroreceptor

延迟　delay

易化区　facilitatory area

咬骨钳　bone forceps

乙醚　ether

乙酰胆碱　acetylcholine（Ach）

抑制　inhibition

抑制区　inhibitory area

阴极　cathode

阴极射线示波器　cathoderay oscillograph

音叉　tuning fork

影响　influence

诱发电位　evoked potential

运动单位　motor unit

阈电位　threshold potential

阈刺激　threshold stimulus

阈上刺激　suprathreshold stimulus

阈下刺激　subthreshold stimulus

阈值　threshold

## Z

在体　in vivo

止血　stop bleeding

止血钳　hemostatic forceps

振幅　amplitude

正规胰岛素　regular insulin

主动脉神经　aortic nerve

注射　inject

装置　device

增益　gain

针形电极　point electrode

注射器　syringe

注射器针头　syringe needle

总电机械收缩期　total electromechanical systole（TEMS）

总和　summation

阻断　cut-out

阻尼,衰减　damping

最大刺激　maximal stimulus

最大收缩　maximal contraction

最大通气量　maximal ventilation capacity

坐骨神经－腓肠肌标本　sciatic-gastrocnemius preparation

# 主要参考文献
## Main references

[1] 裴建明,朱妙章. 大学生理学.5 版.北京:高等教育出版社,2017.

[2] 姚泰,王庭槐. 生理学. 3 版. 北京:人民卫生出版社,2015.

[3] 高建新,赵晓光,陈连壁.生理学实验指导.2 版.北京:人民卫生出版社,2000.

[4] 刘利兵,尹维宏. 实验基础医学. 西安:第四军医大学出版社,2007.